Heilen mit Honig

Rasso Knoller

HEILEN MIT HONIG

FALKEN
TaschenBuch

Im FALKEN Verlag sind zahlreiche Titel rund um das Thema „Mensch und Gesundheit" erschienen. Bitte fragen Sie in Ihrer Buchhandlung.

Herausgeber dieses Titels ist der Leiter der Gesundheitsredaktion des Bayerischen Rundfunks, Herr Dr. Hans H. von Wimpffen.

Unser Beitrag zum Umweltschutz:
Papier aus chlorfrei gebleichtem Zellstoff

Die Deutsche Bibliothek – CIP-Einheitsaufnahme

Knoller, Rasso:
Heilen mit Honig / von Rasso Knoller. – Niedernhausen/Ts. :
FALKEN TaschenBuch Verl., 1995
(FALKEN TaschenBuch)
ISBN 3-635-60042-3

Originalausgabe
Oktober 1995
ISBN 3 635 60042 3

Umschlaggestaltung: Zembsch' Werkstatt, München
Layout: Horst Bachmann
Titelbild: Image Bank, München/Garry Gay
Redaktion: Herbert Habicht
Herstellung: Michael Greiss
Zeichnungen: Petra Schwarzmann, Wiesbaden
Satz und elektronische Bildintegration: Grunewald Satz & Repro GmbH, Kassel
Druck: Reichert GmbH, Kornwestheim

817 2635 4453 6271

Inhaltsverzeichnis

Einleitung

Honig ist nach der deutschen Honigverordnung „der süße Stoff, den die Bienen erzeugen, indem sie Nektariensäfte oder auch andere, an lebenden Pflanzenteilen sich vorfindende süße Säfte aufnehmen, durch körpereigene Säfte bereichern, in ihrem Körper verändern, in Waben aufspeichern und dort reifen lassen."

Honig ist aber weit mehr, als diese im schönsten Beamtendeutsch verfaßte Definition besagt. Honig ist ein seit Jahrtausenden verwendetes Nahrungsmittel und eine wirksame Medizin gegen eine Vielzahl von Leiden. Doch während der Honig seine Position in der Küche immer behaupten konnte, ging das Wissen um seine Heilwirkung in den letzten Jahrzehnten fast ganz verloren. Fabrikgefertigte Salben traten an die Stelle des Honigverbandes, und der Saft aus der Apotheke bekämpfte an Stelle von Großmutters Honigmilch Halsentzündungen und Erkältungen. Inzwischen hat man aber erkannt, daß die moderne Medizin nicht nur Vorteile bietet, und man beginnt wieder den Wert unverfälschter Naturprodukte zu schätzen. Im Zuge dieser Entwicklung gewinnt der Honig wieder etwas von seiner alten Bedeutung zurück.

Obwohl wahrscheinlich in fast jedem Haushalt irgendwo ein Glas Honig steht, sind den meisten Menschen die vielfältigen Verwendungsmöglichkeiten dieses Naturproduktes überhaupt nicht bekannt.

Das vorliegende Buch will Ihnen helfen, die ganze Anwendungspalette des Honigs – ob als Lebensmittel, Medizin oder kosmetisches Mittel – kennenzulernen. Rezepte und viele konkrete Tips sollen dazu beitragen, daß Honig zu einem festen Bestandteil Ihres täglichen Lebens wird.

Daß Honig wegen seines hohen Zuckeranteils nicht für alle Menschen gleichermaßen geeignet ist und zum Beispiel auf dem Speiseplan eines Diabetikers nichts zu suchen hat, muß in diesem Zusammenhang natürlich auch erwähnt werden. Bedenken Sie bitte auch, daß Honig kein Allheilmittel ist und im Krankheitsfall den Arztbesuch nicht ersetzen kann. Bei ernsthaften Erkrankungen muß immer der sachkundige Rat eines Mediziners eingeholt werden.

Geschichte und Geschichten vom Honig

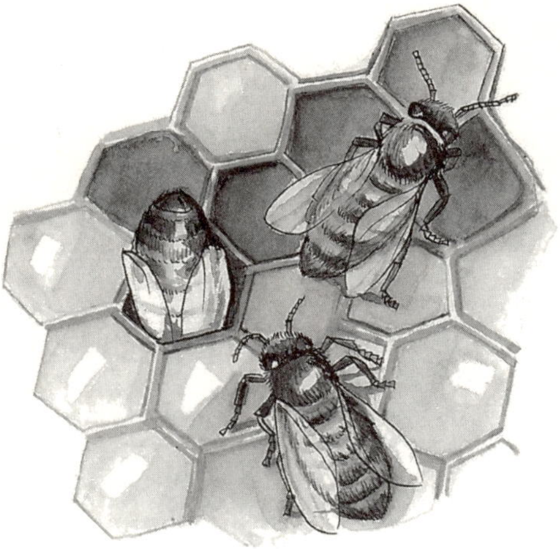

Bienenhonig gehört seit alters her zu den vom Menschen am meisten geschätzten Nahrungsmitteln.
Schon in der Steinzeit war er zum Süßen von Speisen begehrt, was Felszeichnungen belegen. Die älteste bekannte Darstellung eines Honigsammlers ist 10 000 bis 15 000 Jahre alt, man hat sie 1919 in einer Höhle unweit der spanischen Stadt Valencia entdeckt. Ähnliche Zeichnungen hat man in Südafrika und Indien gefunden. Durch die Jahrtausende ist die Spur des Honigs auf dem menschlichen Speiseplan zu verfolgen.

Zunächst beschränkten sich die Menschen darauf, den Honig wilder Bienen zu sammeln. Dies war aber auf die Dauer recht anstrengend und gefährlich, und außerdem war der Ertrag ziemlich mager. Deshalb begannen die Menschen, bald nachdem sie seßhaft geworden waren, damit, Bienen als Haustiere zu halten.

Die Spur durch die Jahrtausende

Als Pioniere auf diesem Gebiet gelten die Kreter und die Ägypter, die bereits 3000 bis 4000 Jahre vor unserer Zeitrechnung Bienenvölker in Tonröhren hielten. Die Ägypter betrieben sogar eine Art Wanderbienenzucht, bei der sie die Bienen in ihren Tonröhren auf Schiffen den Nil hinab den blühenden Pflanzen entgegenbrachten. Während des Tages lagen die Kähne vor Anker, und die Bienen konnten sich über die üppige Blütenpracht des schmalen Uferstreifens hermachen. In der Nacht aber fuhr das Schiff weiter und transportierte seine summende Besatzung zu neuen Weideplätzen. Auf diese Weise erhielten die Bienen mehr und bessere Nahrung, und der Ertrag konnte deutlich erhöht werden.

Die Tränen des Sonnengottes

Eine ägyptische Legende erzählt, Bienen seien nichts anderes als lebendig gewordene Tränen des Sonnengottes Ra, die eine Verbindung zwischen der Gottheit und dem Königshaus herstellten. So wurden sie von den Ägyptern besonders verehrt, und deshalb war auch eine Bienenhieroglyphe das Symbol des unterägyptischen Königshauses.
Zu dieser Zeit war Honig noch außerordentlich selten und kostbar und stand nur wenigen Pri-

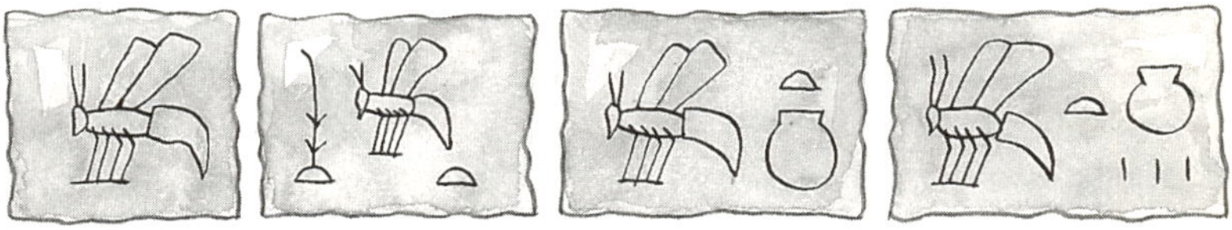

Ägyptische Bienenhieroglyphen

vilegierten zur Verfügung ... und den von den Ägyptern besonders verehrten heiligen Krokodilen. Außer Honig servierte man ihnen auch noch einen besonderen Honigkuchen. Ob sie mit dieser fleischlosen Kost zufrieden waren, ist leider nicht überliefert.

Auch im Totenkult der Ägypter spielte Honig eine wichtige Rolle. Nicht nur, daß er als Grabbeigabe nie fehlen durfte – nach dem Tod der Herrscher wurden sogar deren Leichname damit eingerieben. Die Assyrer konservierten die Körper jungverstorbener Prinzen in Honig. So sollte der Leichnam bis nach dem Tod des Vaters erhalten werden – eine Bestattung des Prinzen vor dem Ableben des Königs war nach assyrischer Sitte nämlich nicht gestattet.

Schönheit und Fruchtbarkeit

In vielen Kulturen des Altertums war der Honig auch ein Zeichen der Fruchtbarkeit – ein Krug Honig gehörte deswegen zum Hochzeitsgeschenk für jede Braut.

Ob die Frauen den Honig dann auch aßen oder ihn aber als Schönheitsmittel verwendeten, ist nicht bekannt. Was man aber weiß, ist, daß bereits die sagenumwobene Königin von Saba und auch die schöne ägyptische Königin Kleopatra (69–30 v. Chr.) mit Hilfe von Honigmasken ihr Aussehen noch weiter zu verbessern suchten.

Nektar – die Götterspeise

Zeus, der oberste der Götter, wurde als Kleinkind von der Honignymphe Melissa mit Nektar gefüttert, und später benutzte er Honig als „Waffe" im Kampf gegen seinen Vater Kronos, den er mit Hilfe von Honig in Schlaf versetzt und dadurch besiegt haben soll. Eine beruhigende Wirkung scheint dem Honig im Altertum in der Tat nachgesagt worden zu sein.

Für oder gegen Liebeslust

Einige arabische Gelehrte empfahlen nämlich einen Sud aus Hennablüten, Zwiebeln, Eigelb, Kamelmilch und Honig als Antiaphrodisiakum. Damit sollte die Fleischeslust der Frauen gedämpft und dem Ehemann unbesorgtes Verreisen ermöglicht werden. Ob dieses Mittel gewirkt hat, ist allerdings äußerst zweifelhaft. In Ägypten und Kleinasien setzte man Honig genau zum gegenteiligen Zweck ein, nämlich als „Kräftigungsmittel vor dem Liebesspiel".

Hippokrates (460–374 v. Chr.) wandte Honig u. a. als Heilmittel gegen Fieber an, und auch die beiden griechischen Dichter Homer (8. Jhd. v. Chr.) und Euripi-

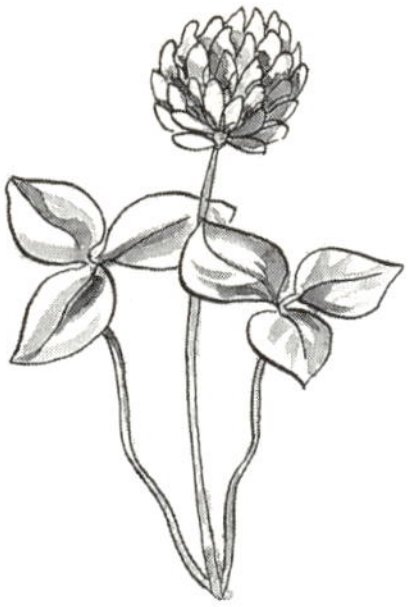

Weißer Klee

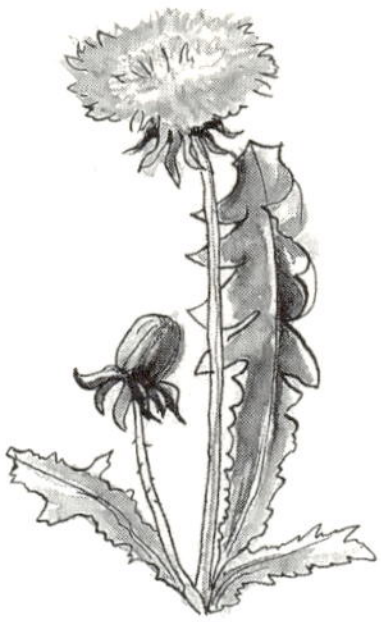

Löwenzahn

des (480–406 v. Chr.) empfahlen Honig wegen seiner umfassenden Heilwirkung.

Honigregen vom Himmel

Aristoteles (884–447 v. Chr.) war dagegen mehr am Tier als an dessen Produkt interessiert. Vielleicht auch deshalb, weil man glaubte, das Rätsel der Honigproduktion gelöst zu haben. Für Aristoteles und seine Zeitgenossen stand fest: Honig regnet vom Himmel auf die Blüten und wird dort von den Bienen aufgesaugt. In seiner „Tierkunde" befaßte sich Aristoteles ausführlich mit der Bienenzucht. Doch interessierte ihn weniger die praktische Seite, sondern er machte die Bienen zum Gegenstand seiner philosophischen Betrachtungen. Dabei kam er u. a. zu dem Ergebnis, daß der Bienenstock das „Abbild eines vollkommen eingerichteten Staates" sei.

Imkerei – lohnender Erwerb

Nicht nur die griechischen, sondern auch die römischen Schriftsteller und Gelehrten füllten Band um Band mit Ausführungen über Bienen und ihre Zucht. Einer davon war Marcus Terentius Varro (116–27 v. Chr.), der im dritten Band seiner „Drei Bücher über die Landwirtschaft" eine ausführliche Einführung in die Bienenzucht bot. Vergil (70–19 v. Chr.) setzte sich in seiner „Georgica" sogar in Gedichtform damit auseinander, und Ovid (43 v. Chr.–17 n. Chr.) und Plinius der Ältere (23–79 n. Chr.) priesen Bienen und Honig in ihren „Sachbüchern" über die Landwirtschaft.

Ob die römischen Kaiser die Werke ihrer Gelehrten gelesen haben, vermag ich nicht zu sagen. Über den praktischen Nutzen des Honigs wußten sie aber auf jeden Fall Bescheid. So nutzten sie beispielsweise dessen konservierende Wirkung und ließen frisch gefangenen Fisch in Honig einlegen, damit er auf dem Transport nicht verdarb. Überhaupt war die Imkerei im Römischen Reich schon ein wichtiger Erwerbszweig, und nahezu jeder Gutsbesitzer hatte mindestens einen Sklaven, der ausschließlich für die Pflege der Bienenvölker verantwortlich war.

Das Land, darin Milch und Honig fließt

Auch in der Bibel findet die Bedeutung der Bienen und ihres Produktes ihren Niederschlag. Nicht von ungefähr wird darin vom „Land, darin Milch und Honig fließt" gesprochen. Gemeint ist damit ein Land, in dem es allen Menschen wohl ergeht.
Die Biene war, da über die Art ihrer Fortpflanzung nichts bekannt war, für die Christen ein Symbol der Jungfräulichkeit, und deswegen ließ Papst Urban VIII. (1568–1644) drei Bienen in das Wappen seines Familiengeschlechts aufnehmen.
Die Legende um den Mailänder Bischof Ambrosius (339–397) liefert einen anschaulichen Beweis dafür, welche Bedeutung Bienen und Honig für das christliche Mittelalter hatten. Als der spätere Kirchenmann noch ein Kind war, soll sich ein Bienenschwarm auf seinem Gesicht niedergelassen haben. Die Bienen seien gar in den Mund des Kindes gekrochen und hätten es mit Honig genährt. All dies wurde als ein Zeichen

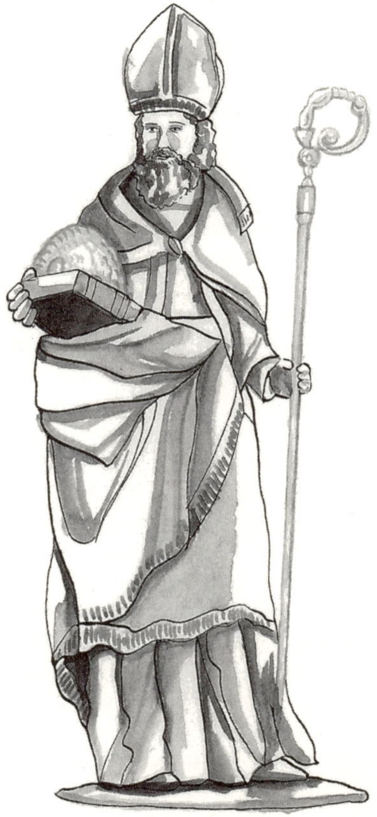

Hl. Ambrosius

Gottes und ein Hinweis auf die große Zukunft des Kindes gedeutet. Aufgrund dieser Geschichte wird der Kirchenmann auf Gemälden immer zusammen mit einem Bienenkorb abgebildet. Die besondere Bedeutung, die die Biene im christlichen Glauben hat, ist angeblich auch der Grund für die Verwendung von Wachskerzen im Gottesdienst.

Honig – göttliche Wohltat

Im Islam wußte man den Honig ebenfalls zu schätzen. Der Prophet Mohammed (570–632) drohte bei Mißachtung der göttlichen Gesetze gar mit Honigentzug. Bei ihm heißt es: „Die erste Wohltat, die Gott dem Menschen entzieht, ist der Honig."

Die Germanen lernten die Bienenzucht durch die Römer kennen, und schließlich gelangte dieses Wissen auch in den hohen Norden Europas. In einem altgermanischen Grab wurden Reste des Honigtrunkes Met gefunden. Dies läßt darauf schließen, daß auch bei Begräbnisritualen der Germanen Honig bzw. Honigerzeugnisse eine Rolle spielten. Von den Wikingern wird berichtet, daß sie bei ihren Eroberungsfahrten immer Honig als Kraftnahrung an Bord ihrer Schiffe gehabt hätten. Ob das der Grund dafür war, daß die Nordmänner so stark waren und überall Angst und Schrecken verbreiteten?

Todesstrafe für Bienendiebstahl

Honig blieb auch im Mittelalter ein begehrtes und teures Nahrungs- und Heilmittel. Wie hoch sein Wert war, läßt sich daran ermessen, daß an einigen Orten der Diebstahl von Bienenkörben mit der Todesstrafe belegt wurde.

Nicht jedes Rezept hilft

Bekannte Heilkundige wie Hildegard von Bingen (1098–1179) und Paracelsus (1493–1541) wandten Honig in ihren Rezepturen an. Allerdings noch nicht immer so, wie wir dies heute für richtig halten. So empfahl Hildegard für manche ihrer Heilmittel ausdrücklich gekochten Honig. Gerade Kochen zerstört aber, wie wir inzwischen wissen, alle wertvollen Inhaltsstoffe des Honigs. Wer Honig in der Wabe kaut, dem droht nach Hildegard gar „Schwerfälligkeit" und „Melancholie". Auch ob die Einnahme von Honig gegen Blut im Urin hilft, wie von der Klosterfrau versprochen, darf bezweifelt werden. In Hildegards Empfehlungen heißt es dazu: „Honig stoppt durch seine Kalorität und Saftigkeit das falsche Blut ..."

Die Biene als Zeichen der Macht

Die Biene war auch ein Zeichen der Macht und der Herrschaft. Im

Grab des Frankenkönig Childerich (436–482) wurden 300 goldene Bienen gefunden, und Karl der Große (747–814) und Napoleon (1769–1821) ließen ihre Krönungsmäntel mit einem Bienenmuster verzieren. Angeblich soll auch die Lilie im Wappen des französischen Königsgeschlechtes der Bourbonen ursprünglich eine stilisierte Biene gewesen sein.

Vom Fachbuch zur Imkerzeitung

Die Erfindung des Buchdrucks machte das Wissen um die Bienenhaltung schnell weiten Kreisen zugänglich. 1568 erschien ein „Gründlicher und nützlicher Unterricht in der Wartung von Bienen", das erste deutschsprachige Fachbuch zur Bienenhaltung. Das Werk von Nicol Jacob stützte sich in seinem Wissen aber noch weitgehend auf die Erkenntnisse des Aristoteles.

Von da an dauerte es immerhin noch zweihundert Jahre, bis der Pfarrer Adam Gottlob Schirach (1724–1773) den ersten deutschen Imkerverein gründete und zugleich die erste Imkerzeitung veröffentlichte.

Heldin der Dichtung

Doch die Literatur befaßte sich nicht allein in wissenschaftlichen Abhandlungen mit den Bienen. Schon immer waren sie Gegenstand von Erzählungen. In vielen Tierfabeln fällt ihnen die Rolle der fleißigen und genügsamen Helden zu. So auch im Werk des sächsischen Schriftstellers Christian Fürchtegott Gellert (1715–1769), der in seinen „Fabeln und Erzählungen" eine bescheidene Biene und eine arrogante Henne aufeinandertreffen läßt. Nachdem sie von der Henne übel beschimpft wurde, verteidigt sich die Biene:

Wir sammeln Saft, der Honig macht,
Um fremde Zungen zu vergnügen.
Macht unser Fleiß kein groß Geräusch,
Und schreien wir bei warmen Tagen,
Wenn wir den Saft in Zellen tragen ...

...

Auch hat uns die Natur beschenkt,
Und einen Stachel eingesenkt,
Damit wir die bestrafen sollen,
Die, was sie selber nicht verstehn,
Doch meistern und verachten wollen:
Drum, Henne! rat ich dir, zu gehn."

Bienenstiche statt Kanonenkugeln

Bienen waren aber nicht nur vielbesungene Heldinnen der Literatur, manchmal wurden sie vom Menschen auch als „Waffe" mißbraucht. So sollen sich im sogenannten Bienenkrieg im Schweizer Kanton Uri die gegnerischen Parteien nicht mit Kanonen beschossen, sondern mit Bienenkörben beworfen haben, und auch bei der Belagerung von Kissingen im Dreißigjährigen Krieg (1618–1648) haben die Bürger der Stadt die angreifenden Schweden angeblich mit der Hilfe stechwütiger Bienen vertrieben. Falls diese beiden Geschichten der Wahrheit entsprechen, haben Bienen vielen Menschen das Leben gerettet – Bienenstiche sind zwar schmerzhaft, im Gegensatz zu Schwerthieben und Kanonenkugeln aber nicht tödlich.

Bienenhaltung im Wald

Bis ins 18. Jahrhundert hinein existierte neben der herkömmlichen Bienenzucht auch noch die Waldbienenwirtschaft, die sogenannte Zeidlerei. Dabei wurden in wildwachsende Bäume mehrere Höhlen geschlagen und darin Bienen angesiedelt. Um zu verhindern, daß der so präparierte Baum einem Sturm zum Opfer fiel, wurde seine Krone abgehackt. Wilderer wurden vom Plündern eines solchen Bienenhauses durch die Androhung drakonischer Strafen abge-

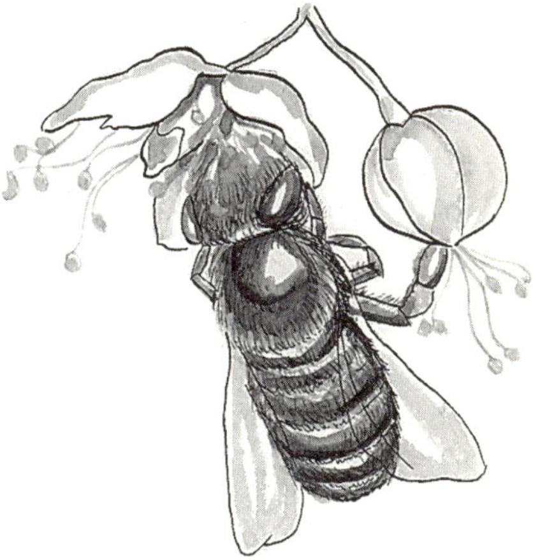

Lindenblüte mit Biene

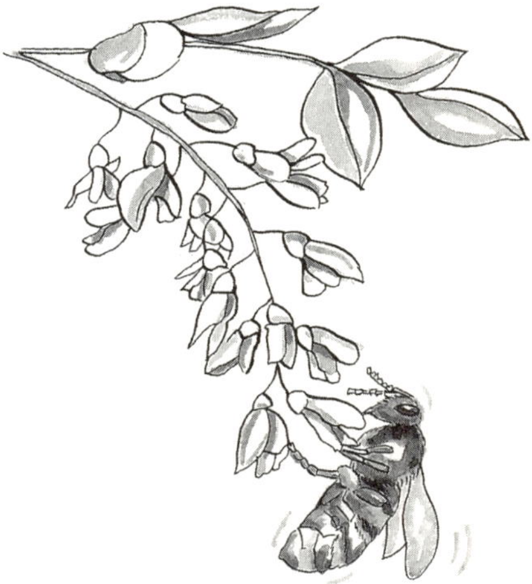

Akazien (Robinien) mit Biene

schreckt. So mancher Honigdieb wurde für seine Missetat mit dem Verlust seiner rechten Hand, seines Vermögens oder gar seines Lebens bestraft.
Da im Wald immer genug Bienennahrung zu finden war, war dem Imker bei der Zeidlerei reiche Ernte sicher. Die Bäume aber überlebten die rauhe Behandlung durch die Zeidler meist nur für kurze Zeit. Das mit der Zeidlerei einhergehende Baumsterben war denn auch der Grund, daß diese Art der Bienenhaltung ihr Ende fand und gänzlich durch die Haltung im Bienenstock ersetzt wurde.

Die Konkurrenz des Zuckers
Lange Zeit war der Honig der einzige dem Menschen zur Verfügung stehende Süßstoff. Dies änderte sich aber durch die Verbreitung des Zuckers im 19. Jahrhundert, und 1890 konstatierte Meyers Konversations-Lexikon: „Durch die Einführung des Zuckers und die Verminderung des Wachsverbrauchs für Kerzen sank die Bedeutung des Honigs erheblich." Inzwischen hat man aber Honig als wertvolles Naturprodukt wiederentdeckt, und allein im Westen der Bundesrepublik gibt es heute mehr als 1 Million Bienenvölker.

Ein Bienenleben – der Blick in eine „Honigfabrik“

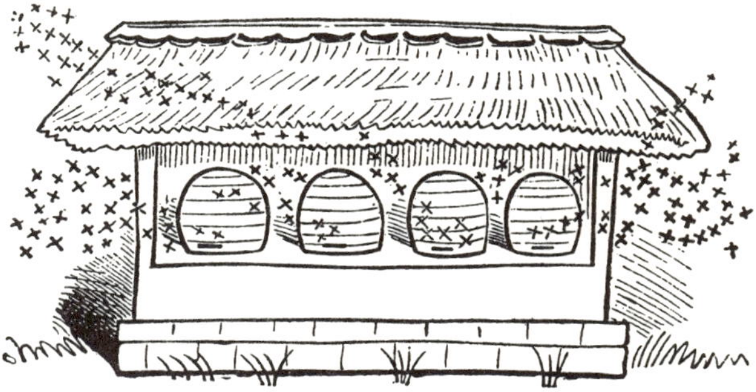

In diesem Kapitel sollen Sie einiges erfahren über die bewunderungswürdige Organisation des Bienenlebens. Im Gegensatz zu den meisten anderen Insekten ist die Biene als Einzeltier nicht überlebensfähig. Zusammen mit Zehntausenden ihrer „Geschwister“ bildet die Biene einen Stock, ein kompliziertes Sozialsystem, in dem jedes Tier eine bestimmte Aufgabe zu erfüllen hat, man spricht auch vom „Bienenstaat“. Königin, Drohnen und Arbeiterinnen haben ihre eigenen Arbeitsbereiche und sind zum Überleben aufeinander angewiesen.

Die Lebensgemeinschaft im Bienenstock

Alle Nachkommen eines Bienenstockes stammen von einer einzigen Königin ab. Dies ist ziemlich erstaunlich, leben doch in einem Bien, wie der Imker ein Bienenvolk bezeichnet, bis zu 60 000 Tiere zusammen.

Die Königin

Jedes Jahr legt die Königin zwischen 300 000 und 450 000 Eier. Die Anzahl der an einem Tag gelegten Eier ist von der Jahreszeit abhängig. Während die Königin im Februar, zu Beginn der Legesaison, nur einige wenige Eier legt, kann sie im Juni bis zu 3000 Eier täglich produzieren – dies entspricht dem Doppelten ihrer eigenen Körpermasse.

Das einzige fruchtbare Weibchen

Obwohl die Königin aus den gleichen Eiern stammt wie ihre Arbeiterinnen, ist sie als einziges Weibchen im Stock zur Produktion von Eiern fähig. Erstaunlich ist nicht nur die Legeleistung der Königin, sondern auch das Alter, das sie erreichen kann. Sie wird nämlich bis zu 5 Jahren alt – eine absolute Sensation im Insektenreich!

Das größte Tier im Stock

Mit einer Länge von etwa 2 bis 2 ½ Zentimetern ist sie zudem das größte Tier im Stock. Schon lange hat die Wissenschaft diese Superlative zu erklären versucht. Inzwischen vermutet man, daß das Gelée Royale (siehe dazu Seite 78), mit dem die Königin als einziges Tier im Stock ernährt wird, der Grund für diese besondere Entwicklung ist.

Die Drohnen

Etwas kleiner als die Königin sind die zwischen 1 ½ und knapp 2 Zentimeter großen Drohnen. Das sind die männlichen Tiere, und sie sind außer zur Begattung der Königin zu nichts nütze. Sie lassen sich von den Arbeiterinnen füttern und verbringen ihre Zeit ansonsten überwiegend mit Nichtstun. Allerdings scheint die Natur sie auch nicht für besondere Leistungen eingeplant zu haben: Ihr Gehirn ist deutlich klei-

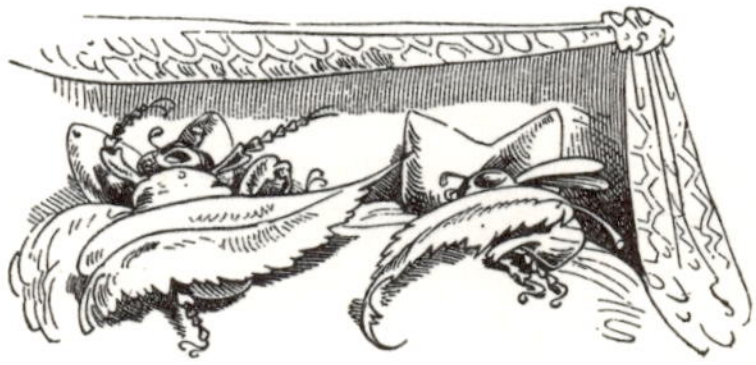

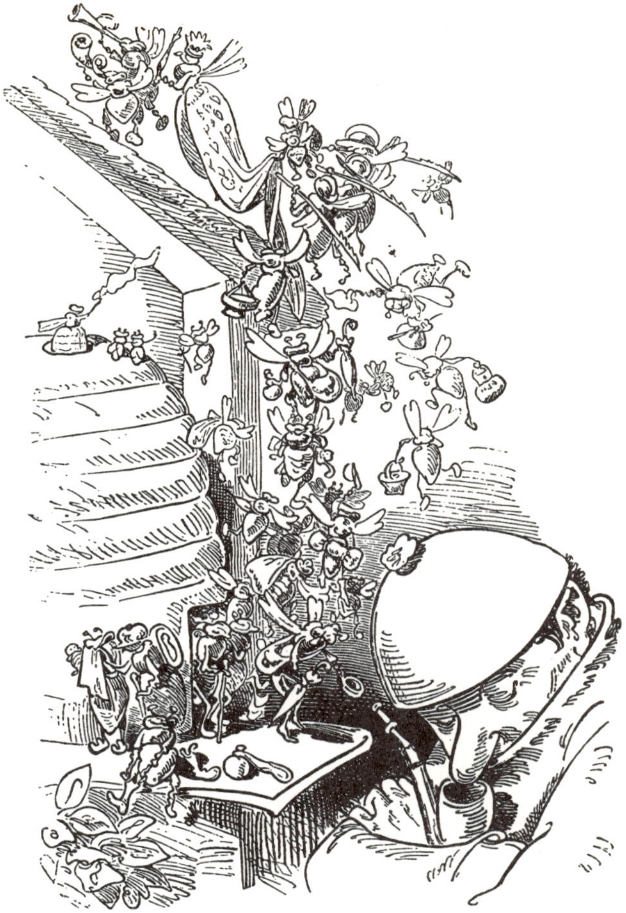

Schnurrdiburr! da geht er hin!

ner als das ihrer Schwestern. Zwischen 500 und 2000 Drohnen leben in einem Stock, doch bei den Begattungsflügen, die von Mai bis Juli stattfinden, kommen nur 10–15 von ihnen „zum Zuge“, und diese überleben den Geschlechtsakt nicht. Ihr Geschlechtsorgan verhakt sich mit dem der Königin und wird ihnen, sobald sich die beiden Tiere trennen, aus dem Körper gerissen.

Die Begattung

Um Inzucht zu vermeiden, fliegt die Königin zum „Hochzeitsflug“ einige Kilometer von ihrem Stock weg, um sich an sogenannten Drohnensammelplätzen mit ihren „Liebhabern“ zu treffen. Die Königin wird übrigens nur während einer einzigen Periode ihres Lebens begattet. Die Samen, die sie dabei aufnimmt, speichert sie in einem speziellen Samenbehälter in ihrem Hinterleib. Dort bleiben die männlichen Keimzellen mehrere Jahre fortpflanzungsfähig.

Das Ei wird erst bei der Ablage befruchtet, indem die Königin einige der gespeicherten Samenfäden zusammen mit dem Ei in die Wabe gleiten läßt. Manchmal unterbleibt die Befruchtung aber auch. Aus befruchteten Eiern entstehen Arbeiterinnen bzw. in Ausnahmefällen Königinnen, aus den unbefruchteten die Drohnen.

Die Drohnen haben ausgedient

Sobald die Begattungszeit vorüber ist, nähert sich das Leben aller Drohnen seinem Ende. Die Arbeiterinnen verweigern jetzt den vollends nutzlos gewordenen männlichen Tieren die Nahrung, beginnen sie zu beißen und werfen sie schließlich sogar aus dem Stock. Da die Drohnen nicht in der Lage sind, sich selbst zu versorgen, bedeutet dies ihren Tod. Der Imker findet dann zu Ende des Hochsommers Hunderte von verendeten Drohnen vor dem Einflugloch des Stocks – die „Drohnenschlacht“ hat stattgefunden.

Das Leben einer Arbeiterbiene (Sommerbiene)

Tag nach Geburt	Aufgabe
1.–3.	Reinigung des eigenen Körpers und der Zellen, aus denen die Jungbienen geschlüpft sind
3.–5.	Putzaufgaben im Stock nehmen zu
5.–12.	Fütterung der Brut, Verarbeitung des eingebrachten Nektars
12.–15.	Die Wachsdrüsen sind aktiv, einige Arbeiterinnen sind als Baubienen tätig
15.–18.	Erste Orientierungsflüge vor den Stock
18.–21.	Einige Bienen erhalten Wachaufgaben am Flugloch
ab 21. Tag	„Außendienst“ als Nektar- bzw. Pollensammlerin, einige ältere Tiere sammeln auch Harz und Wasser

Das Heer der Arbeiterinnen

Weitaus die meisten Tiere in einem Bienenstock sind Arbeiterinnen. Je nach Jahreszeit – im Winter weniger, im Sommer mehr – leben dort 20 000–60 000 Arbeiterbienen. Sie verrichten, wie der Name nahelegt, alle anfallenden Arbeiten. Sie sind für die Brutpflege ebenso verantwortlich wie für die Nahrungsbeschaffung und die Verteidigung des Stocks.

Jungbiene und Sammlerin
Jungbienen haben bis zum 21. Lebenstag „Innendienst“, die älteren Bienen verlassen im Sommer den Stock und werden zu Sammlerinnen. Jede Sammlerin hat eine spezielle Aufgabe. Einige schlep-

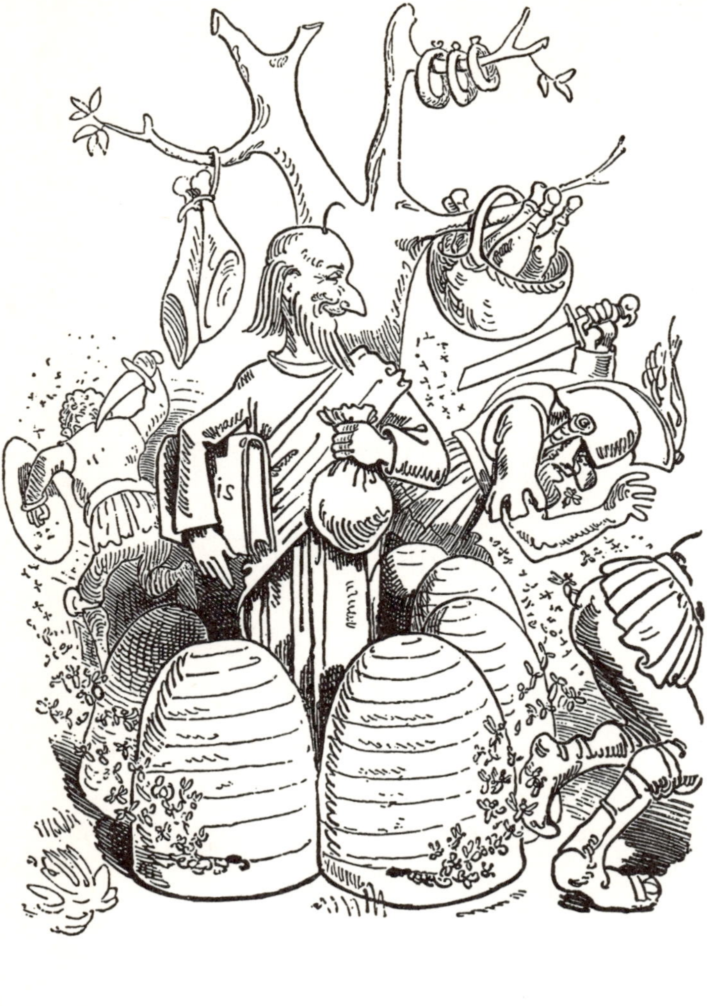
is

pen ihr ganzes Leben lang Nektar heran, andere Pollen, und einige wenige sind darauf spezialisiert, Kittharz und Wasser zu besorgen. Das umtriebige und arbeitsintensive Leben der nur 12 bis 14 Millimeter großen Arbeiterbienen dauert nur wenige Wochen.

Sommerbienen – Winterbienen
Die Sommerbienen leben etwa 4–8 Wochen, die Tiere der ersten Brut im Frühjahr sogar noch kürzer. Die Winterbienen, die den größten Teil ihres Lebens innerhalb des Stocks verbringen und so Energie sparen können, leben von August bis März/April. Während der kalten Jahreszeit sitzen die Bienen in der sogenannten Wintertraube zusammengedrängt im Stock und wärmen sich gegenseitig. Egal wie kalt es draußen vor dem Flugloch ist, am Rand der Traube herrscht immer eine Temperatur von 12 Grad. Im Zentrum, wo sich die Königin aufhält, ist es sogar noch 8–10 Grad wärmer. Zu Ende des Winters, wenn die Königin die Legetätigkeit wieder aufnimmt, wird der Stock allein durch die Bewegungswärme der Bienen auf 35 Grad aufgeheizt!

Die Bevölkerung eines Bienenstocks auf einen Blick

	Anzahl	Alter	Größe	Aufgabe
Königin	eine	bis zu 5 Jahre	20–25 mm	Eiablage
Drohnen	500–2000	knapp 2 Monate	15–17 mm	Begattung der Königin
Arbeitsbienen	je nach Jahreszeit: 20 000–60 000	Sommerbienen: 4–8 Wochen Winterbienen: 7–8 Monate	12–14 mm	Ausbau des Stockes, Sammeln der Nahrung, Pflege der Brut, Verteidigung

Der Körperbau der Biene

Viele Menschen werden mit einer Biene nur dann näher Bekanntschaft machen, wenn sie von ihr gestochen werden. Daß sie dann wenig Neigung verspüren, sich den Körperbau der „Täterin“ näher anzusehen, ist verständlich. Mancher wird deshalb vielleicht gar nicht so genau wissen, wie eine Biene aussieht.

Die Behaarung

Wie beim Körperbau aller anderen Insekten auch, gliedert sich der Körper einer Biene in Kopf, Brust und Hinterleib. Die feste schwarzbraune bis gelbe Außenhaut besteht aus Chitin und ist mit Haaren besetzt. Daß der Fachmann vier unterschiedliche Haarsorten auf dem Bienenkörper ausmachen kann, wird den Laien weniger interessieren. Eher schon, daß die Behaarung eine wichtige Rolle beim Transport von Pollen spielt, die sich beim Besuch der Blüten darin festhängen. Anders als beim Menschen wachsen die Haare von Bienen übrigens nicht, sondern nutzen sich im Gegenteil im Laufe eines Bienenlebens ab – je älter eine Biene wird, desto kürzer werden ihre Haare.

Die Facettenaugen

Die auffälligsten Organe am Kopf einer Biene sind die großen Facettenaugen, die Fühler und die Mundwerkzeuge. Das „Bienenauge“ besteht eigentlich aus rund 5000 kleinen Einzelaugen, die voneinander durch eine dun-

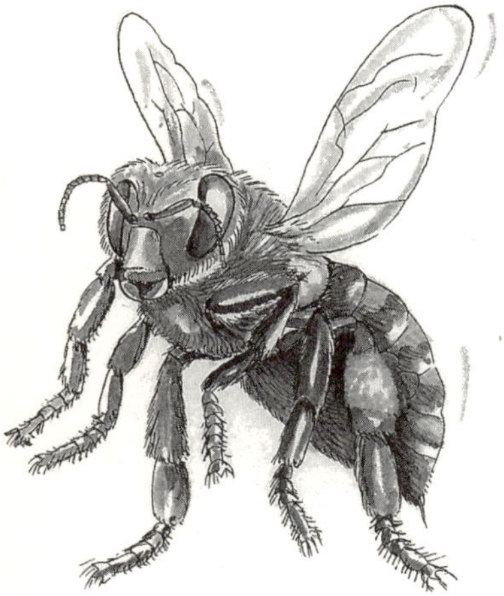

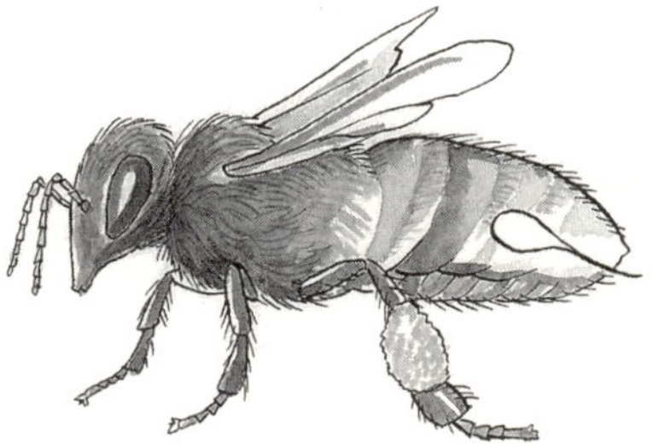

kle Farbschicht getrennt sind. Die Biene nimmt daher 5000 Teilbilder ihrer Umgebung wahr, die dann im Gehirn zusammengesetzt werden. Ein besonderer Scharfblick zeichnet Bienen nicht aus, sie haben nur ein recht verschwommenes Bild von ihrer Umwelt, und ihre Sehschärfe ist im Vergleich zum Menschen 100mal geringer. Die Fühler an der Vorderseite des Kopfes sind dicht behaart und dienen als Tast- und Geruchsorgane.

Die Mundwerkzeuge

Die Arbeiterbienen und die Königinnen sind mit einem kräftigen Kieferpaar ausgestattet. Form und Anwendungsbereich sind allerdings bei beiden verschieden. Während erstere ihre Mundwerkzeuge vor allem als Arbeitsgeräte und zur Verteidigung benutzen, dienen sie bei der Königin als Waffe im Kampf gegen andere Königinnen. Die Kiefer der Drohnen sind, da sie sie weder zum Kämpfen noch zum Arbeiten benötigen, stark zurückgebildet. Ein wichtiger Teil der Mundwerkzeuge ist der Rüssel, eine Art Trinkhalm, mit dem die Biene Nektar bzw. Honigtau aufnehmen kann. Bei den Arbeiterbienen ist er bis zu 7 mm lang, bei Drohnen und Königinnen, die sich beide nur füttern lassen, wesentlich kürzer.

Der Bewegungsapparat

Im Brustbereich befinden sich die Muskeln, die die 6 Beine und die 4 Flügel antreiben. 200 bis 250 Flügelschläge führt eine Biene durchschnittlich pro Sekunde aus und kann dabei eine Geschwindigkeit von 25 bis 30 Stundenkilometern erreichen. Hat sie es besonders eilig, kann sie kurzfristig sogar auf 50 Stundenkilometer beschleunigen.
Jedem Paar der Bienenbeine ist eine besondere Funktion zugeordnet. Das vordere Beinpaar wird hauptsächlich für die Reinigung der Augen und der Fühler benutzt, das mittlere trägt das Gewicht beim Laufen, und das hintere dient zum Transport des gesammelten Pollens.

Der Stachelapparat

Im Hinterleib befinden sich die inneren Organe der Biene. Wie sie genau angeordnet sind, und welche Aufgabe sie haben, wird den Laien weniger interessieren. Informationen darüber findet man in der umfangreichen Fachliteratur (siehe Literaturliste auf S. 83). Doch der Teil des Hinterleibs, mit dem unvorsichtige Zeitgenossen ab und an Bekanntschaft machen, soll hier noch genauer vorgestellt werden: der Stachelapparat. Der Stachel

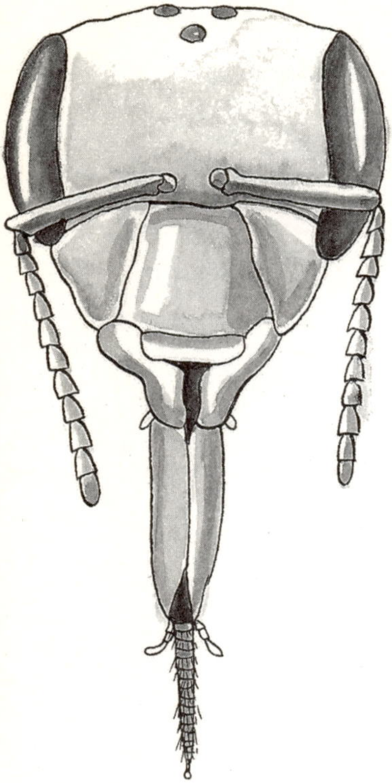

Kopf der Biene

selbst besteht, wie der Schutzpanzer der Biene, aus Chitin. Er ist über einen Giftkanal mit der Giftblase, dem Vorratsraum für das Gift, verbunden. Wenn eine Arbeiterbiene zusticht, öffnet sich die Giftblase, und das Gift strömt in die Wunde. Ist der Gegner ein anderes Insekt, kann die Biene ihren mit Widerhaken gespickten Stachel ohne Schwierigkeiten wieder herausziehen. Hat sie sich aber einen Menschen oder ein Säugetier mit elastischer Haut als Opfer erwählt, bleibt der Stachel stecken. Bei der Flucht wird er der Biene aus dem Hinterleib gerissen, und sie stirbt innerhalb weniger Stunden.

Sollten Sie aber einmal – was wohl kaum vorkommen wird – von einer Bienenkönigin gestochen werden, dürfen Sie sich nicht wundern, wenn sich diese, anders als eben beschrieben, unverletzt davonmacht. Der Königinnenstachel hat nämlich keine Widerhaken.

Drohnen fehlt sowohl der Stachel als auch die den übrigen Bienen angeborene Aggressivität. Deshalb sind sie bei der Drohnenschlacht, wenn sie von den Arbeiterinnen aus dem Stock geworfen werden, nicht in der Lage, sich zu wehren.

Wenn Sie von einer Biene gestochen wurden, müssen Sie den Stachel sofort entfernen. Mit dem Stachel wird nämlich die gesamte Giftblase aus dem Bienenkörper gerissen, aus der dann noch für einige Zeit Gift in die Wunde gepumpt wird. Beachten Sie aber: Nie den Stachel mit den Fingern fassen und versuchen, ihn herauszuziehen. Dabei pressen Sie nämlich das restliche Gift aus der Blase in die Wunde. Vielmehr sollten Sie den Giftstachel seitlich herauskratzen.

Der Imker und seine Bienen

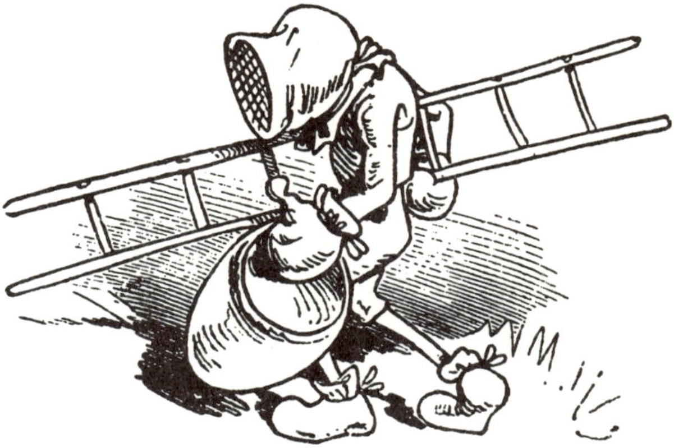

Dieses Buch kann keine Einführung in die Imkerei bieten. Wer sich dafür interessiert, dem gibt die angefügte Literaturliste einige Hinweise auf ausgezeichnete Fachliteratur. Besonders empfehlenswert ist das 1989 in der ehemaligen DDR erschienene Buch „300 Ratschläge für den Freizeitimker“. Aber auf einen kurzen Einblick in die Arbeit des Imkers wollen wir nicht verzichten.

Die Wahl des Standorts für den Stock

Ein Imker muß zunächst einmal für seine Bienen eine Wohnung besorgen. Früher verwendete man Bienenkörbe oder Röhren, heute errichtet der Imker eine Beute, so der fachmännische Ausdruck für die Bienenwohnung aus Holz. Zunächst muß sich der Imker auf die Suche nach einem idealen Standort machen.

Das Nahrungsangebot

Bienen wohnen gerne in der Nähe ihres „Arbeitsplatzes", und daher ist es wichtig, daß sich in der Umgebung des Stocks ausreichend geeignete Futterpflanzen, der Imker nennt sie Trachten, befinden. Reichlich Nektar und Pollen müssen während der ganzen Vegetationsperiode, also von Frühjahr bis Herbst, zur Verfügung stehen. Und obwohl Bienen bis zu fünf Kilometer vom Stock entfernt nach Trachten suchen, sollten sie ihr Nahrungsangebot im Umkreis von nur zwei Kilometern finden. Je weiter nämlich die Bienen zur Nahrungsaufnahme fliegen müssen, um so höher ist ihr Eigenverbrauch und um so geringer der Honigertrag für den Imker.

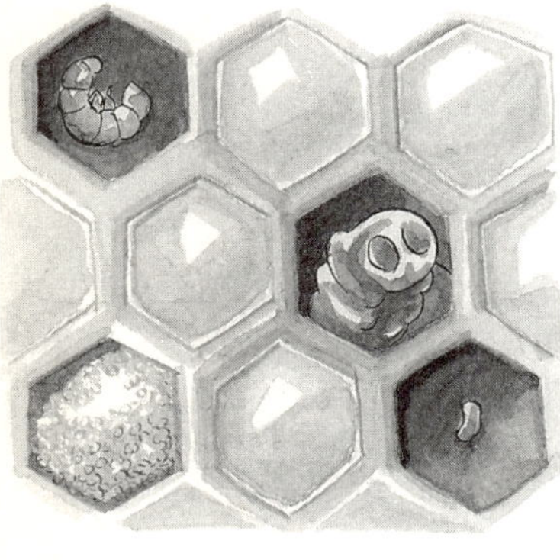

Waben mit Brutstadien

Der Wasserbedarf

Besonders hoch im Kurs stehen Wassergrundstücke. Während der Flugsaison, vom Frühjahr bis zum Spätsommer, haben die Bienen einen hohen Wasserbedarf. Sie brauchen es unter anderem, um die Pollen verdauen und die Luftfeuchtigkeit im Stock regulieren zu können. Steht keine natürliche Wasserquelle zur Verfügung, muß der Imker für ständig gefüllte künstliche Tränken sorgen. Außerdem wünschen sich die Bienen für ihr Haus einen sonnigen und windgeschützten Standort.
Doch in den heißen Mittagsstunden ist etwas Schatten durchaus erwünscht. Ein paar Bäume in der Nähe des Bienenstocks können also auf gar keinen Fall schaden.

Der Imker wacht über sein Bienenvolk

Ist das Bienenhaus fertig, fängt die Arbeit des Imkers erst richtig an. Denn schließlich „machen" die Bienen den Honig nicht von allein; vielmehr muß der Imker seinem Bienenvolk schon hie und da Hilfestellung leisten.

Zusatzfütterung

Obwohl Bienen sich selbst mit Nahrung versorgen und sogar Überschuß produzieren, brauchen sie im Spätherbst vor der Einwinterung und im Frühjahr nach der Winterruhe oft ein „paar Happen" extra. Dann muß der Imker für Zusatzfütterung mit Zukkerwasser sorgen.

Reinigung des Bienenhauses

Auch Bienenwohnungen müssen regelmäßig geputzt werden, alte Waben können Krankheitserreger enthalten und müssen deswegen entfernt werden. Ist sein Bienenvolk erkrankt, muß der Imker auch noch in die Rolle des Arztes schlüpfen. Bienenkrankheiten sind nicht immer leicht zu kurieren, und so kommt ihm manchmal auch die unangenehme Aufgabe zu, ein befallenes Bienenvolk zu vernichten, um so zumindest die Nachbarn vor der Ansteckung zu bewahren.

Eingriff in die Vermehrung

Die Vermehrung übernehmen die Bienen zwar allein, doch auch hier kann der kundige Eingriff des Imkers einiges bewirken. Zunächst nimmt er – ähnlich wie der Gärtner von einer Pflanze – von seinem Volk einen Ableger. Er entfernt dazu die Königin aus dem Bienenstock und siedelt sie zusammen mit einigen ihrer Arbeiterinnen in einem neuen „Haus" an.
Im alten Bienenstock schlüpft nach wenigen Tagen eine neue Königin und tritt dort die Thronfolge an. Durch das Teilen des Bienenvolks hat der Imker so aus einem Schwarm zwei gemacht ... und damit langfristig den Honigertrag verdoppelt.

Honig – der Lohn für allen Fleiß

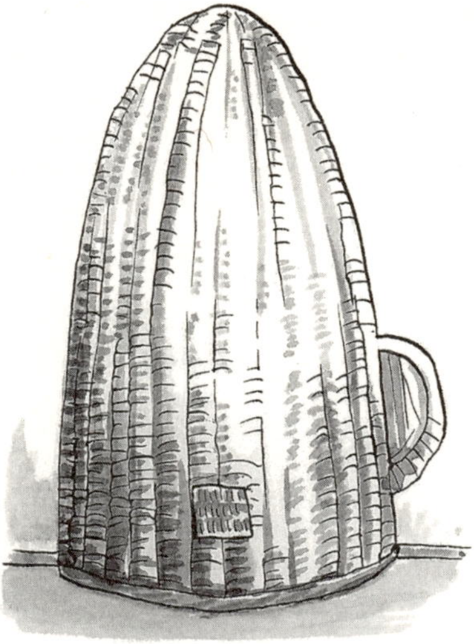

Der Honig wird ja von den Bienen nicht verkaufsfertig in Gläsern produziert, sondern in Waben abgelagert. Sind die Waben mit Honig gefüllt, kann sie der Imker aus dem Stock entfernen und in eine Honigschleuder – die wie eine Waschmaschine mit nach oben offener Trommel aussieht – einsetzen. Dort werden die Waben schnell gedreht, und durch die Zentrifugalkraft wird der Honig aus der Wabe geschleudert.

Wie der Honig entsteht ...

Die Biene wird oft als Honigsammlerin bezeichnet, aber das ist falsch. Viel eher ist sie eine Honigmacherin! Denn bei ihrem Flug von Blüte zu Blüte nimmt sie Nektar auf, und der Honig entsteht erst durch einen Umwandlungsprozeß im Bienenstock. Aber sehen wir uns die Produktion von Honig einmal genauer an.

Ein Fingerhut voll Nektar

Eine an einer Blüte naschende Biene nimmt mit ihrem Rüssel Nektar, einen von der Pflanze produzierten, stark wasserhaltigen Zuckersaft, auf. Durch die Speiseröhre gelangt er in die Honigblase, eine Art Lagerraum im Bienenkörper, und wird dort gesammelt.

Die Nektarmenge, die eine Biene bei einem Blütenbesuch aufnehmen kann, ist sehr gering. Um die nur stecknadelkopfgroße Honigblase zu füllen, muß sie etwa 1000 Blüten anfliegen, und um einen einzigen Fingerhut voll mit Nektar in ihrem Stock anzuliefern, muß sie sich 60mal auf den Weg machen. Das heißt, für einen Fingerhut, gefüllt mit Nektar, muß eine Biene 60 000 Blüten anfliegen! Bedenkt man dann noch, daß sie für eine bestimmte Menge Honig die drei- bis fünffache Menge Nektar sammeln muß, beginnt man die Bedeutung des Ausdrucks „bienenfleißig“ zu verstehen.

Die „chemische Bearbeitung“

Nach der Rückkehr in den Stock erbricht die Biene den Inhalt ihrer Honigblase am Stockeingang. Dort wird dieser Nektar von den Stockbienen gefressen, zu einer Wabe getragen und dort wieder erbrochen. Dieser Vorgang wiederholt sich mehrere Male. Die Stockbienen machen sich nicht aus Hunger über den Nektar her.

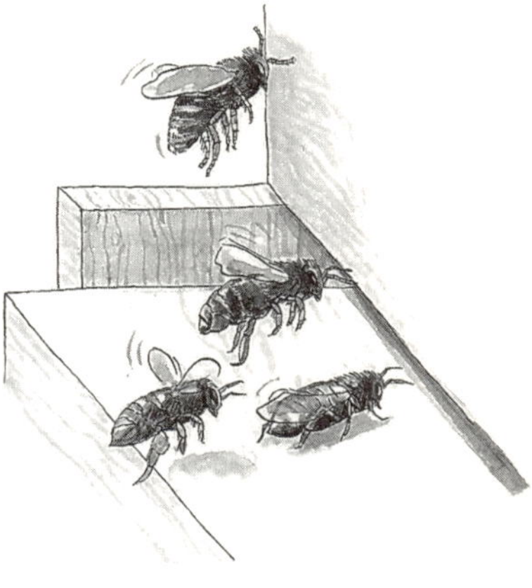

Bienen beim Anflug

Das mehrfache Herauswürgen dient vielmehr dazu, den hohen Wassergehalt des Nektars zu verringern. Zudem wird durch Beimischung des Speichelenzyms der im Nektar enthaltene Rohrzucker in seine chemischen Bausteine, Traubenzucker und Fruchtzucker, aufgespalten. So erledigen die Bienen schon einen großen Teil der Verdauungsarbeit für den Menschen.

Die sachgemäße Lagerung

Schließlich wird der Nektar von den Stockbienen in einer offenen Wabe abgelagert und kann dort zum Honig reifen. Wie lange dieser Reifeprozeß dauert, hängt von äußeren Faktoren, wie dem Luftdurchzug und der Temperatur im Stock, ab.
Meist ist aber nach zwei bis drei Tagen aus Nektar Honig entstanden. Dann wird der fertige Honig ein letztes Mal umgeschichtet und anschließend in dafür vorgesehene Lagerzellen gebracht. Sobald eine Zelle gefüllt ist, wird sie von den Stockbienen mit einem Wachsdeckel luftdicht abgeschlossen.
Der Honig dient dann, sofern er nicht vom Imker entfernt wird, als Wintervorrat für das Bienenvolk.

... und was er enthält

Honig besteht zu fast 80 % aus Zucker (überwiegend Fruchtzucker und Traubenzukker, daneben auch Rohrzucker und Malzzucker), zu 15–20 % aus Wasser und zu 3–7 % aus organischen Säuren, Eiweißen, Enzymen (z. B. Acetylcholin), verschiedenen Mineralien sowie Farb- und Aromastoffen. Insgesamt sind im Honig 180 verschiedene Stoffe enthalten, viele davon aber nur in ganz geringen Mengen. Dies gilt auch für Vitamine. In 100 Gramm Bienenhonig findet sich beispielsweise lediglich 1,5 Mikrogramm Vitamin B1 – exakt dieselbe Menge wie in 100 Gramm braunem Zucker. Die jeweiligen Anteile der einzelnen Inhaltsstoffe sind je nach Honigsorte unterschiedlich.

Traubenzucker

Wegen seines hohen Traubenzuckeranteils ist Honig ein „schneller“ Energiespender. Der Traubenzucker kann vom Körper direkt verwertet werden und steigert unmittelbar dessen Leistungsfähigkeit. Chemisch aufbereiteter Traubenzucker hat nicht die gleiche Wirkung wie Honigtraubenzucker. Die im Honig enthaltenen Wirkstoffe verleihen diesem ein deutlich größeres Energiepotential. Nicht umsonst nahmen im alten Rom die Ringer während des Kampfes Honig zu sich, und auch Sir Edmund Hillary, der Erstbesteiger des Mount Everest, hatte aus diesem Grund bei seinem Gipfelsturm auf den höchsten Berg der Welt für Notfälle zwei Kilo Honig dabei.

Fruchtzucker

Der Fruchtzuckeranteil des Honigs wirkt anregend auf die Herztätigkeit und lagert sich als Glykogen, eine Art Kohlenhydratreserve, in der Leber an. Das Enzym Acetylcholin hat eine beruhigende und blutdrucksenkende Wirkung. Da es im Körper aber sehr schnell abgebaut wird, kann es in Arzneimitteln nur bedingt eingesetzt werden.

Honig oder Zucker? – Ein Prinzipienstreit um „innere Werte“

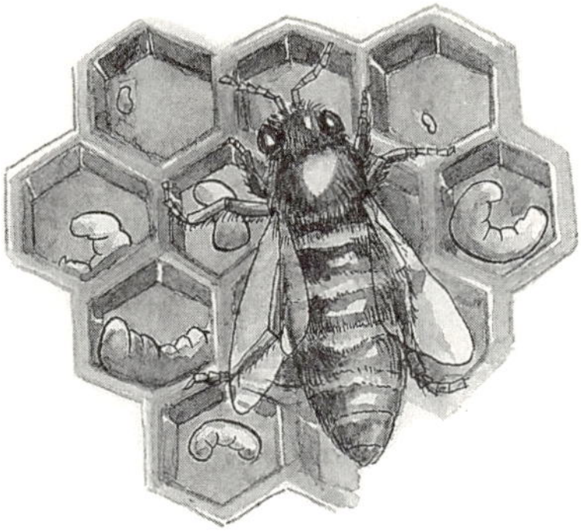

Immer mehr Zahnärzte klagen über die Zunahme von Karies in der Bevölkerung, kaum jemand hat heute noch wirklich gesunde Zähne, und statistisch gesehen leiden weit über 80 % aller Bundesbürger an Zahnfäule. Die Ursache ist längst erkannt: Zukker! Aber nicht nur für unsere schlechten Zähne ist er verantwortlich. Da er in den meisten Speisen und Getränken reichlich enthalten ist, trägt er auch für viele Wohlstandsbäuche die Verantwortung – bereits jedes vierte Kind im Schulalter hat Übergewicht! Auch die Zunahme von Stoffwechselkrankheiten wird von vielen Wissenschaftlern auf überhöhten Zuckerkonsum zurückgeführt.

Wir essen zuviel Zucker . . .

Trotz der Warnungen der Mediziner nahm der Zuckerverbrauch in Deutschland in den vergangenen Jahren weiter zu und liegt jetzt bei 36 Kilogramm pro Person und Jahr. Dies bedeutet, daß jeder Bundesbürger pro Tag 100 Gramm Zucker zu sich nimmt! 60 Gramm sind aber, so die Meinung vieler Ärzte, bei ansonsten ausgewogener Ernährung, die oberste Grenze des Vertretbaren.
Im Vergleich dazu: Der Prokopfverbrauch von Honig liegt bei 1,4 Kilogramm pro Jahr. Damit sind die Deutschen immerhin Weltrekordhalter im Honigverbrauch.

Kunstprodukt Haushaltszucker

Dem weißen Haushaltszucker wird bei der Verarbeitung alles entzogen, was irgendwie natürlich ist; man kann ihn deswegen zurecht als reines Kunstprodukt bezeichnen. Zellulose, Eiweißstoffe, Pektin sowie verschiedene Mineralien und Spurenelemente bleiben bei seiner Verarbeitung auf der Strecke.
Aber auch der braune Zucker steht in der Nährstoffbilanz nicht besser da – er bringt es aber immerhin wenigstens noch auf sehr bescheidene Mengen von Vitamin B_1.

. . . und zuwenig Honig

Nachdem man die Schädlichkeit des Zuckers erkannt hatte, begann ein wahrer Glaubenskampf um den Honig, der als Ersatz für Zucker propagiert wurde. Viele Zahnärzte und Wissenschaftler verweisen auf den hohen Zuckergehalt des Honigs (siehe dazu das Kapitel „. . . und was er enthält“ auf S. 32) und schreiben ihm die gleichen kariogenen Eigenschaften zu wie dem Zucker. Einige halten ihn wegen seiner Klebrigkeit sogar für noch schädlicher für die Zähne.

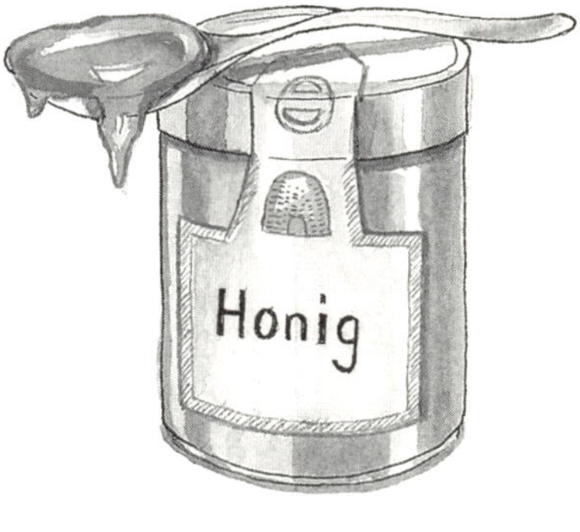

Natürliches Lebensmittel Honig

Imker und Honigfreunde verweisen dagegen auf Erfahrungswerte, die besagen, daß auch bei hohem Honiggenuß keine erhöhten Karieswerte festzustellen sind.
Die Frage, ob Honig besser oder schlechter für unsere Zähne ist, ist noch nicht geklärt. Daß er im Vergleich zum Zucker das wesentlich gesündere Nahrungsmittel ist, ist dagegen unstrittig. Er ist ein naturbelassenes Lebensmittel mit hohem Nährstoffgehalt und kann leicht verdaut werden. Übrigens: Wer abnehmen will, für den eignet sich Honig nicht als Zuckerersatz. 100 Gramm davon enthalten nämlich immerhin satte 300 Kilokalorien – und damit nur ein Viertel weniger als der Dickmacher Zucker.

TIP

Wer Honig zum Süßen benutzen möchte, sollte Sorten mit geringem Eigengeschmack wie Rapshonig, Kleehonig oder Akazienhonig (bzw. Robinienhonig) wählen.

Honig aus aller Welt

DEUTSCHER
IMKERBUND E.V.

Obwohl die deutschen Bienen emsig Honig produzieren, schaffen sie es doch nicht, die riesige Nachfrage zu decken. Immerhin verbraucht jeder Deutsche im Schnitt 1,4 Kilogramm Honig pro Jahr. Bei rund 80 Millionen Einwohnern ergibt dies einen Gesamtbedarf von 112 Millionen Kilo oder 112 000 Tonnen. Dies ist im übrigen Weltrekord – nirgendwo auf der Welt wird mehr Honig gegessen als in Deutschland.

Zuwenig Honig für die Nachfrage

Kein Wunder also, daß die einheimischen Bienen nur 20 % des Bedarfs decken können und auf Unterstützung aus dem Ausland angewiesen sind. Da unbebaute Flächen in Deutschland immer kleiner werden und damit auch die Nahrungsquellen für die Bienen abnehmen, wird der Anteil ausländischen Honigs in den kommenden Jahren voraussichtlich zunehmen.
Außerdem ist das hiesige Klima der Honigproduktion nicht gerade förderlich. Bienen hätten es gerne etwas wärmer, und so können deutsche Bienen weniger die Blüten befliegen als solche, die in südlicheren Gefilden zu Hause sind. Dort kann man zwei und mehr Ernten pro Jahr durchführen und so einen fünfmal höheren Honigertrag pro Bienenstock erwirtschaften als hierzulande.

Gewißheit durch das Echtheitssiegel

Da ausländischer Honig meist in Deutschland weiterverarbeitet wird, und beim Kauf die bekannten Markennamen auf dem Etikett prangen, ist seine wahre Herkunft selten zu erkennen. Wer auf den Kauf deutschen Honigs Wert legt, sollte auf das Echtheitssiegel des Deutschen Imkerbundes achten. Sie wollen wissen, woher der importierte Honig kommt? Hauptsächlich aus Mittel- und Südamerika. Mehr als ein Viertel des Gesamtimports stammt aus Mexiko, ein weiteres Siebtel aus Argentinien. Diesen beiden Honiggroßmächten folgen Rußland, Ungarn und Australien auf den nächsten Plätzen.

TIP

Deutscher Honig ist am Echtheitssiegel des Deutschen Imkerbundes zu erkennen.

Richtig kaufen und lagern

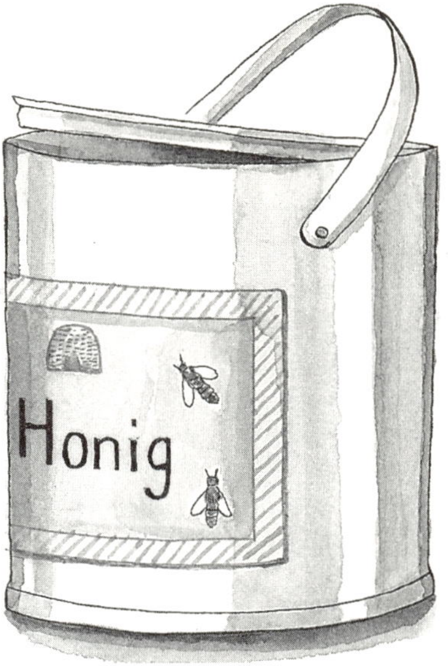

Wer ist schon so glücklich, ein Bienenvolk sein eigen zu nennen, von dem er stets mit reinstem Honig versorgt wird! Der gewöhnliche Honigesser ist darauf angewiesen, im Supermarkt, im Reformhaus oder beim Imker seinen Bedarf zu decken.

Das Angebot im Lebensmittelhandel ist von verwirrender Vielfalt. Wer normalen Mischhonig sucht, findet beim Kaufmann um die Ecke eine reichliche Auswahl.

Qualität vom Erzeuger

Wer aber ganz sicher sein will, erste Qualität zu erhalten, sollte sich an ein gut geführtes Reformhaus wenden oder am besten gleich an einen Imker. Der Kauf beim Erzeuger bietet den Vorteil, daß man weiß, woher der Honig kommt. Man kann sicher sein, daß die Bienen sich nicht an Blüten in Autobahn- oder Fabriknähe bedient haben. Außerdem kann der Imker eventuelle Fragen zum Thema Honigkauf mit Sicherheit kompetenter beantworten als der Filialleiter Ihrer Supermarktkette. Eine Flasche Wein, in der sich Weinstein angesetzt hat, wird vom Käufer ebenso verschmäht wie die Milch, die ausgeflockt ist – Verunreinigungen im Glas oder in der Flasche werden als Zeichen minderer Qualität gewertet. Nach diesem Prinzip verfahren einige Kunden auch beim Kauf von Honig und lassen die Gläser, in denen der Honig am Boden bereits kristallisiert, im Regal stehen.

Kristalle als Qualitätsmerkmal

Gerade die Kristallisierung ist aber ein Zeichen dafür, daß man qualitativ hochwertigen Honig bekommt. Wird der Honig, wie dies bei der Gewinnung von minderwertigem Seimhonig geschieht, auf über 40 Grad erwärmt, verliert er die Fähigkeit zu kristallisieren, und seine natürlichen Inhaltsstoffe (Inhibine, Enzyme, Acetylcholin etc.) werden zerstört.

Flüssiger Honig ist nicht minderwertig

Doch Achtung: Der Umkehrschluß, daß flüssiger Honig schlecht sei, ist nicht zulässig! Die Beschaffenheit und Farbe des Honigs hängt von der Sorte ab. Robinienhonig beispielsweise ist so dünnflüssig, daß man ihn der leichteren Streichbarkeit wegen im Kühlschrank aufbewahren sollte. Raps- und Heidehonig kristallisieren dagegen sehr schnell. Ob Honig langsam oder schnell auskristallisiert, ist abhängig von seinem Traubenzuckeranteil – je höher der ist, desto schneller kristallisiert er. Will man verhindern, daß der Honig fest wird, sollte man ihn so oft wie möglich umrühren. Dadurch werden die Traubenzuckerkristalle klein gehalten. Um bereits kristallisierten Honig wieder zu verflüssigen, stellt man ihn in ein warmes Wasserbad (nicht über 40 Grad!), eine direkte Erwärmung sollte man aber vermeiden.

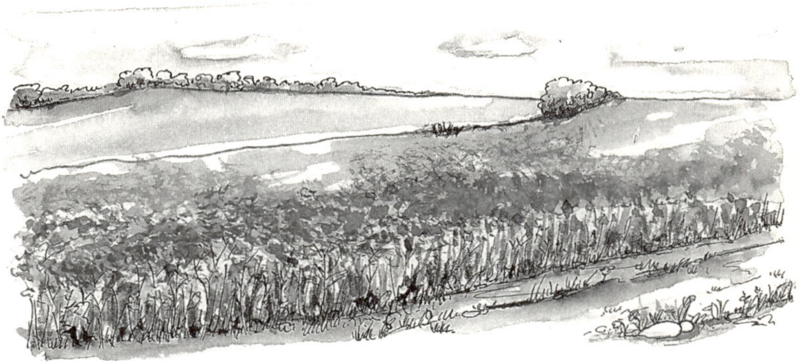

Das richtige Gefäß ist wichtig

Honig wird immer im Glas oder im Weißblecheimer verkauft. Darin sollten Sie ihn auch belassen – keinesfalls dürfen Sie ihn in ein Eisen- oder Zinkgefäß umfüllen. In diesem Fall wird der Honig nicht nur zerstört, sondern es entstehen auch giftige Verbindungen, die zu Gesundheitsschäden führen können. Honig ist ein haltbares Lebensmittel.
Wenn man ihn an einem kühlen und trockenen Ort aufbewahrt, bleibt er mehrere Jahre lang genießbar.

Richtige Lagerung bewahrt die Qualität

Am günstigsten lagert Honig bei einer Temperatur von 14–16 Grad, für den Hausgebrauch genügt es völlig, wenn Sie ihn in einem ungeheizten Raum aufbewahren. Direkte Sonneneinstrahlung sollte auf jeden Fall vermieden werden. Da Honig wasser- und geruchsanziehend ist, muß er immer gut verschlossen gelagert werden. Versäumt man dies, verliert er schnell seinen Geschmack oder kann sogar in Gärung übergehen. Verdorbenen Honig erkennt man daran, daß sich Schaumbläschen an seiner Oberfläche gebildet haben. Wer sicher gehen will, deutschen Qualitätshonig im Einkaufskorb zu haben, sollte auf das Warenzeichen des Deutschen Imkerbundes achten. Bei damit gekennzeichneten Honigen kann man sicher sein, daß sie vor dem Verkauf streng geprüft wurden.

WISSENSWERTES AUF EINEN BLICK

- Kristallisierter Honig ist ein Zeichen seiner Qualität
- Dünnflüssigen Honig stellt man in den Kühlschrank, um die Streichfähigkeit zu erhöhen
- Im warmen Wasserbad (bis 40 Grad) kann man auskristallisierten Honig wieder verflüssigen
- Honig immer gut verschlossen aufbewahren und vor direktem Sonnenlicht schützen
- Honig im Glas oder im Weißblecheimer lagern

Honig ist nicht gleich Honig – die unterschiedlichen Honigsorten

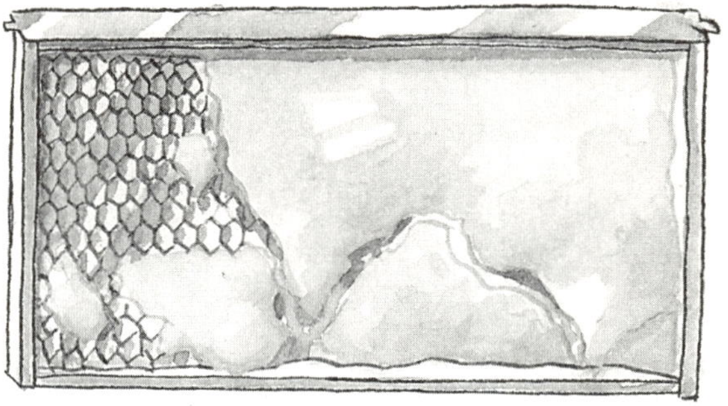

Daß die Vielfalt der angebotenen Honigsorten geradezu verwirrend ist, habe ich schon gesagt. Vollends ratlos steht der Käufer vor dem Regal, wenn er sich anhand der Bezeichnungen auf den Etiketten orientieren soll. Da wird eine Honigsorte nach der Art ihrer Bearbeitung benannt, eine andere nach ihrer Herkunft und wieder andere nach der Weidepflanze der Bienen.

Mit diesem Kapitel möchte ich versuchen, etwas Ordnung in dieses Gewirr zu bringen.

Die Art der Gewinnung

Für die Qualität des Honigs ist die Art der Honiggewinnung von entscheidender Bedeutung. Unsachgemäße Behandlung beim und nach dem Gewinnungsprozeß beeinträchtigt die Qualität erheblich. Aber in Deutschland unterliegt das Endprodukt Honig einer strengen Kontrolle durch das Institut für Honigforschung, das sowohl mit dem Deutschen Imkerbund wie auch mit der Honig-Importvereinigung zusammenarbeitet.
Der Kunde kann also sicher sein, daß seine hohen Ansprüche an die Qualität des Honigs erfüllt werden.

Waben- und Scheibenhonig

Nur direkt beim Imker oder in einem gut geführten Reformhaus sind der Waben- und der Scheibenhonig erhältlich. Man kauft noch geschlossene Honigwaben bzw. Teile davon. Diese werden dann zu Hause aufgehängt und geöffnet, und der Honig fließt allmählich heraus. Auf diese Weise kann der Honig sehr schonend gewonnen werden – die meisten der wertvollen Inhaltsstoffe bleiben erhalten.

Tropfhonig

Wenn der Imker den Honig auf diese Weise gewonnen hat und dann im Glas verkauft, spricht man von Tropfhonig. Wegen des aufwendigen Arbeitsprozesses und weil durch Austropfen nur ein geringer Teil des in der Wabe enthaltenen Honigs gewonnen werden kann, ist Tropfhonig ausgesprochen teuer, aber auch ein äußerst hochwertiges Produkt, das sich hervorragend zur Anwendung als Heilmittel eignet.

Schleuderhonig

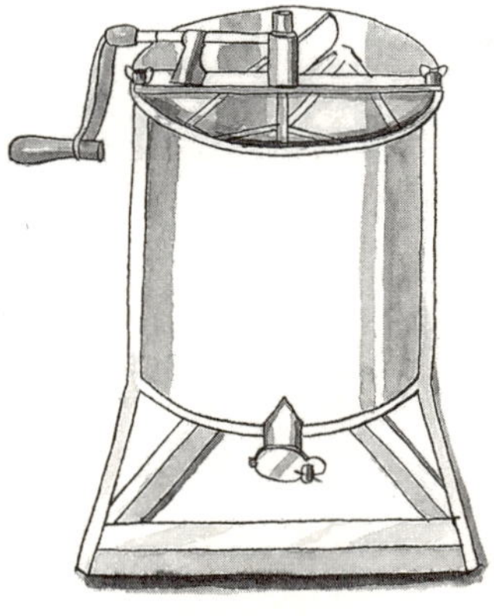

Honigschleuder

Der übliche Qualitätshonig, den Sie im Handel kaufen können, ist Schleuderhonig. Hier wird der Honig durch schnelles Drehen in der Honigschleuder von der Wabe getrennt. Schleuderhonig ist ein sehr hochwertiges Produkt, in dem die meisten Inhaltsstoffe des Honigs erhalten sind.

Preßhonig

Beim Preßhonig wird, wie der Name nahelegt, der Honig aus der Wabe kalt ausgepreßt. Da dabei der Honig aber weniger schonend behandelt wird als beim Schleudern, gehen viele Inhaltsstoffe verloren. Preßhonig war früher die am weitesten verbreitete Honigart, seit der Einführung der Honigschleuder wurde er aber vom Schleuderhonig fast völlig verdrängt. Lediglich beim sehr zähflüssigen und sulzigen Heidehonig wird mitunter das Auspressen noch als Alternative zum Schleudern angewandt.

Seimhonig

Auf keinen Fall kaufen sollte man den qualitativ minderwertigen Seimhonig, der durch eine Kombination von Auspressen und Erwärmen gewonnen wird. Der Vorteil für den Imker: Auch der letzte Rest Honig kann verarbeitet werden. Der Nachteil für den Kunden: Da bei einer Erwärmung auf über 40 Grad alle wertvollen Inhaltsstoffe des Honigs zerstört werden, ist Seimhonig kaum etwas anderes als nach Honig schmeckendes Zuckerwasser.

Kunsthonig

Ebenfalls nur Zuckerwasser ist der sogenannte Kunsthonig. Er ist kein Bienenprodukt und besteht überwiegend aus Invertzucker und Glucosesirup. Trotz seines Namens hat er mit Honig nichts gemeinsam! Kunsthonig wird in letzter Zeit auch unter der zutreffenden Bezeichnung Invertzuckercreme verkauft.

Stampfhonig

Nicht für den menschlichen Gebrauch bestimmt ist der mit Blütenstaub vermischte Stampfhonig. Er wird in einigen Gebieten von den Imkern zur Fütterung der Bienen verwendet.

TIP

Beim Einkauf auf die Verarbeitungsart des Honigs achten. Als Lebensmittel am geeignetsten ist auf kaltem Weg gewonnener Schleuderhonig.

Unterscheidung nach Art der Herstellung auf einen Blick

	Art der Gewinnung	**Qualität**	**Einsatz als ...**
Waben- und Scheiben-honig	ganze Wabe (bzw. Teile davon) wird verwendet	sehr hochwertig	Nahrungs- und Heilmittel
Tropfhonig	Honig tropft aus der Wabe	sehr hochwertig	Nahrungs- und Heilmittel
Schleuder-honig	Honig wird aus der Wabe geschleudert	hochwertig	Nahrungsmittel und teilweise als Heilmittel
Preßhonig	Wabe wird ausgepreßt	minderwertig	Nahrungsmittel
Seimhonig	Wabe wird gepreßt und erwärmt	sehr minderwertig	nur zum Backen geeignet
Stampf-honig	unreine Waben werden eingestampft	sehr minderwertig	wird nur als Bienenfutter verwendet
Kunsthonig	Kunstprodukt	sehr minderwertig	sollte nicht verwendet werden

Die Herkunft

Neben oder (leider!) anstelle von Hinweisen auf die Art und Weise der Honiggewinnung findet man auf den Etiketten oft Hinweise über die grundsätzliche Art der Bienenweide. Sommerblütenhonig, Blütenhonig oder Wiesenhonig heißt es da. Mit dieser allgemeinen Bezeichnung kann man als Kunde nicht viel anfangen, erfährt man doch nur, daß die Bienen den Nektar hauptsächlich aus Sommerblüten, Blüten oder Wiesenblumen gewonnen haben.

Blüten-, Blatt- und Waldhonig

Interessant für den Verbraucher ist lediglich die generelle Unterscheidung zwischen Blüten-, Blatt- und Waldhonig. Die beiden letztgenannten werden auch unter dem Namen Honigtauhonig oder Tauhonig verkauft. Blatt- und Waldhonig werden von den Bienen nicht, wie man vielleicht vermuten könnte, aus dem Nektar von Waldblumen produziert, sondern aus den Ausscheidungen von in Baumrinden lebenden Läusen. Der Unterschied zwischen Blatt- und Waldhonig besteht darin, daß sich die Bienen im einen Fall an Laub- und im anderen Fall an Nadelbäumen ihre Nahrung suchen. Beide Honigarten sind mineralienreicher als Blütenhonige und kristallisieren weniger schnell. Sie zeichnen sich durch einen würzigen, etwas malzigen Geschmack aus und sind an ihrer dunkelbraunen bzw. bräunlich-schwarzen Farbe zu erkennen. Waldhonig ist teurer als Blütenhonig … und er ist der Lieblingshonig der Österreicher, während der Käufer hierzulande zu fast 60 % Blütenhonig verlangt.

Lange Zeit glaubte man übrigens, daß der Honigtau als Tau vom Himmel fiele – daher auch der Name. Erst Anfang des 19. Jahrhunderts konnte ein gewisser Johann Ludwig Christ (1739–1819) nachweisen, daß es sich dabei um ein Ausscheidungsprodukt von Läusen handelt.

TIP

Honigtauhonige zeichnen sich durch ein kräftiges und würziges Aroma aus.

Unterscheidung nach Art des Honigs auf einen Blick

Honigart	Wird gewonnen aus	Besonderheiten
Blütenhonig	Pflanzennektar	abhängig von der Sorte
Waldhonig	Ausscheidungen von an Nadelbäumen lebenden Läusen	mineralienreich, kristallisiert langsam
Blatthonig	Ausscheidungen von an Laubbäumen lebenden Läusen	mineralienreich, kristallisiert langsam

Sortenhonig

Sortenhonig wird nach der bevorzugten Weide des Bienenschwarms bezeichnet. Da er sich nur produzieren läßt, wenn den Bienen ausschließlich eine bestimmte Blütenart als Nahrung zur Verfügung steht, ist er teurer als Mischhonig. Die einzelne Biene ist generell blütenstet, das heißt, sie kehrt, solange dies möglich ist, immer wieder zu Blüten der gleichen Pflanzenart zurück. In einem Bienenstock mit Zehntausenden von Bienen kommt es aber normalerweise zur Vermischung der Honigarten.

Die beliebtesten einheimischen Blütenhonigsorten sind Lindenhonig, Rapshonig, Kleehonig, Heidehonig und Akazienhonig (bzw. Robinienhonig). Aus dem Ausland importiert werden u. a. Orangenhonig, Rosmarinhonig, Lavendelhonig und Eukalyptushonig. Letztgenannte Honigarten sind meist nur in guten Reformhäusern erhältlich. Auch Blatt- und Waldhonig gibt es nicht nur als Mischhonig. Am häufigsten werden hier Fichten- und Tannenhonig verkauft. Im Reformhaus können Sie u. a. auch Eichentauhonig und Lindentauhonig (nicht zu verwechseln mit dem aus Nektar produzierten Lindenhonig) bekommen.

Die bekannten Honigsorten auf einen Blick

Art	Farbe	Geschmack	Konsistenz
Akazienhonig[1]	hellgelb	sehr süß	sehr flüssig
Buchweizen-honig	bräunlich	herb	normal
Eukalyptushonig	bräunlich	würzig	flüssig
Heidehonig	bräunlich, rotbraun	aromatisch bis herb	kristallisiert leicht
Kleehonig	weißlich bzw. weißlichgelb	mild	sehr fest
Lavendelhonig	weißlichgelb	schmeckt nach Lavendel	normal
Lindenhonig	bernstein-farben bis grünlichgelb	kräftig	kristallisiert nach einiger Zeit grob aus – eine flüssige und feste Schicht trennen sich
Löwenzahnhonig	kräftig gelb	streng, herb	normal
Orangenhonig	goldgelb	schmeckt nach Orangen	flüssig
Rapshonig	weißlich	sehr mild, wenig Eigen-geschmack	kristallisiert sehr schnell
Robinienhonig[1]	hellgelb	sehr süß	bleibt lange Zeit flüssig

Art	Farbe	Geschmack	Konsistenz
Rosmarinhonig	hellgelb	kräftig (aber nicht nach Rosmarin)	normal
Salbeihonig	hellbraun	herzhaft	zähflüssig
Sonnenblumen-honig	goldgelb	mild	fest

[1] Echter Akazienhonig ist sehr selten. Der Baum, der in Deutschland volkstümlich Akazie genannt wird, ist nämlich die Robinie. Der Großteil des verkauften Akazienhonigs ist daher eigentlich Robinienhonig.

TIP

Im allgemeinen ist ein Honig um so milder, je heller er ist, dunkle Honige sind meist sehr würzig und aromatisch. Sobald sie kristallisieren, hellen alle Honige etwas auf.

Honig für die Gesundheit

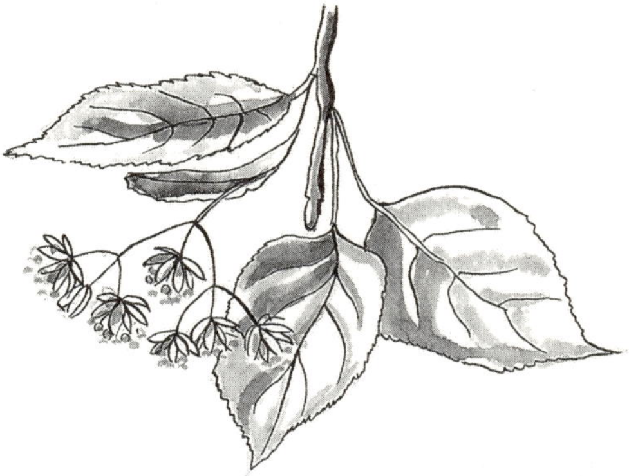

Schon im Altertum galt Honig als wertvolles Heilmittel, und sowohl Hippokrates (460–370 v. Chr.) als auch Galenus (129–199 n. Chr.) haben ihn oft ihren Rezepturen beigemischt. Auch im Mittelalter wurde er, wie ein Blick in die Bücher des Paracelsus (1493–1541) beweist, vielfach verwendet. Erst als die moderne Medizin zu ihrem Siegeszug ansetzte, ging das Wissen über die Heilkraft des Honigs verloren. In jüngster Zeit beginnt man sich aber wieder auf die Kräfte der Natur und damit auch des Honigs zu besinnen.

Innere Anwendung

Honig wird sowohl äußerlich als auch innerlich als Heilmittel angewandt. Über Erfolge bei der inneren Anwendung wird in der einschlägigen Literatur zwar häufig berichtet, wissenschaftlich begründen lassen sie sich aber nicht. Deswegen wird in Naturheilbüchern immer wieder auf Erfahrungsberichte verwiesen.
Diese besagen zum Beispiel, daß Imker fast nie an Krebs erkranken und auch nur selten Erkältungen haben. Zufall oder Heilkraft des Honigs? Die Wissenschaft kann dazu keine Aussage machen – ein Blick auf die chemische Zusammensetzung des Honigs (siehe dazu S. 32) läßt eigentlich kein Wundermittel erwarten, denn zu großen Teilen besteht Honig aus Zucker. Zwar sind auch eine ganze Reihe wertvoller Stoffe im Honig enthalten, doch eigentlich in so geringem Maße, daß keine heilende Wirkung von ihnen ausgehen dürfte. Dennoch kann aber in einigen Fällen gerade diese Heilwirkung beobachtet werden.
Zweifler tun dies als Zufall ab, Befürworter verweisen auf die homöopathische Wirkung von Heilstoffen in geringer Dosierung.

Eher vorbeugend als heilend

Doch auch Homöopathen sollten Honig eher zur Vorbeugung denn zur Heilung einsetzen. Dies muß man bei der Anwendung der in diesem Kapitel angegebenen Rezepte im Auge behalten. Ohnehin dürfen langwierige und schwere Krankheiten immer nur unter ärztlicher Anleitung behandelt werden.

Äußere Anwendung

Während die Heilungserfolge bei der inneren Anwendung des Honigs in den Bereich der Volksmedizin fallen, lassen sich Erfolge bei der Wundheilung wissenschaftlich belegen.
Bei der Wundbehandlung erzeugt der osmotische Druck des Traubenzuckers zunächst einmal eine stärkere Durchflutung des Gewebes. Die feuchtigkeitsanziehende Wirkung des Honigs führt weiter-

hin dazu, daß Schmutz, Eiter und Bakterien aus der Wunde ausgeschwemmt werden, und schließlich wird bei der Oxidation des Honigzuckers mit Hilfe des Enzyms Inhibin ständig das desinfizierend wirkende Wasserstoffperoxid gebildet.

Honig

- fördert die Durchblutung der Wunde
- sorgt dafür, daß Schadstoffe ausgeschwemmt werden und
- wirkt desinfizierend

Bei der Anwendung von Honig als Heilmittel muß man bedenken, daß Honig nicht gleich Honig ist. Viele Wirkungen lassen sich nur mit Waben- bzw. Tropfhonig erzielen, denn schon durch das Schleudern verlieren einige empfindliche Heilstoffe ihre Wirkung. Für die medizinische Anwendung völlig ungeeignet sind Preßhonig und Seimhonig.
Bitte beachten Sie aber: Große Wunden müssen auf jeden Fall vom Arzt versorgt werden!

Rezepte und Hausmittel mit Honig

Zur Beachtung
Wie schon erwähnt, eignen sich honighaltige Medikamente, die zur inneren Anwendung gedacht sind, nicht für Diabetiker. Zu dieser Regel kann es im Einzelfall zwar Ausnahmen geben – doch ohne Rücksprache mit dem Arzt darf kein Diabetiker Honigprodukte einnehmen.

Honigsalbe bei Schürfwunden

Honig gehörte zur „Erste-Hilfe-Ausrüstung“ germanischer Krieger, die damit ihre im Kampf erlittenen Wunden pflegten, und auch Hippokrates hat Honig zur Behandlung von äußeren Verletzungen angewandt. Während der große Heilkundige damit sogar großflächige und tiefe Wunden verarztete, sollte man sich für den Hausgebrauch auf die Behandlung von Schürfwunden beschränken.

- *Dazu genügt es meist, wenn man reinen Honig auf die Wunde aufträgt. Oder aber man mischt aus einem Teelöffel Honig und dreißig Tropfen Echinaceatinktur eine Salbe.*
- *Auch eine Salbe aus neun Teilen Honig und einem Teil Meerrettich wird als Hausmittel bei*

Schürfungen, Nagelfäule und Furunkeln empfohlen.

▶ *Ebenfalls recht wirksam ist ein Gemisch, das zu gleichen Teilen aus Honig und Lebertran besteht.*

Honig auf Brandwunden

Bei leichten Verbrennungen und Verbrühungen ist eine Erste-Hilfe-Behandlung mit Honig das Richtige.

▶ *Zunächst sollte man die Verletzung intensiv kühlen und dann einen Honigumschlag anlegen; dies wirkt der Blasen- und Narbenbildung entgegen.*

Honigumschlag bei Prellungen

Der oben erwähnte Honigumschlag ist ebenfalls für die Behandlung von Prellungen zu empfehlen.

Honigmilch bei Erkältungskrankheiten

Honigmilch gilt in vielen Familien als Heilmittel gegen Erkältungskrankheiten und rauhen Hals. Nicht immer wird sie aber richtig zubereitet.

Honig wirkt auf zwei Arten. Zum einen legt er sich als „Schmierstoff" an die aufgerauhten Hals-

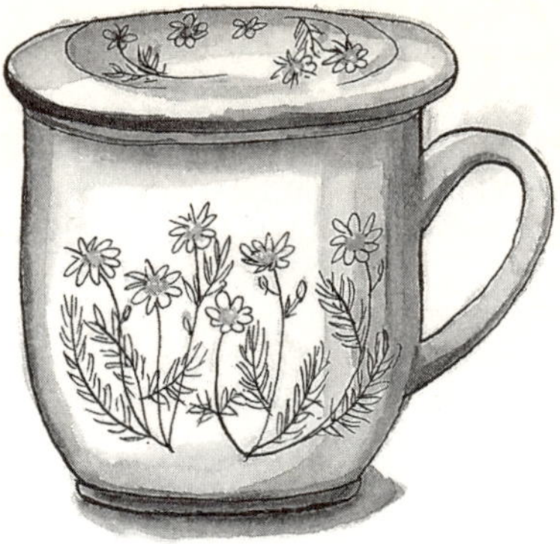

wände, zum anderen wirkt er bakterientötend.

Die zweite Wirkung kann er aber nicht entfalten, wenn er auf über 40 Grad erwärmt wird. Wie schon an anderer Stelle erwähnt, werden dann die Inhibine, die Wirkstoffe, die für die Bekämpfung der Bakterien verantwortlich sind, zerstört.

ZUR BEACHTUNG

Zur Beachtung: Nicht heiße, sondern lediglich warme Honigmilch zur Behandlung von Erkältungskrankheiten trinken!

Honigtee bei Erkältung

Daß Honig bei einer Erwärmung auf über 40 Grad seine Heilkraft verliert, muß man auch bedenken, wenn man Teemischungen damit süßt.

Hier ein Rezept für einen Erkältungstee, dessen Wirkung man durch Beigabe von Honig erhöhen kann:

Zutaten:
40 g Hagebuttenfrüchte mit Samen
20 g Melissenblätter
20 g Kamillenblüten
20 g Lindenblüten

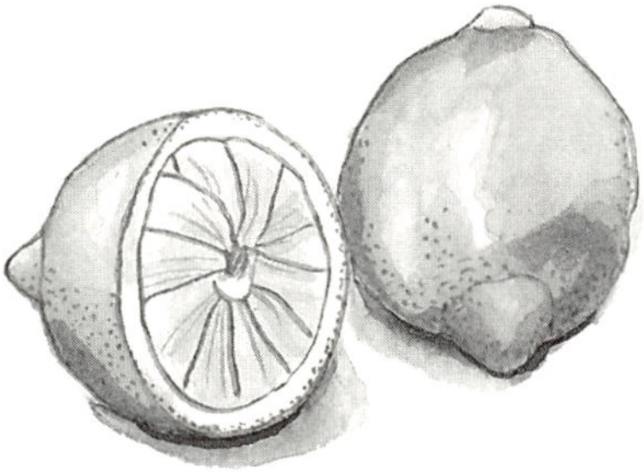

Zubereitung: *2 Teelöffel der Mischung mit ¼ Liter heißem Wasser übergießen, zugedeckt 15–20 Minuten ziehen lassen und schließlich je nach Geschmack pro Tasse ein bis zwei Löffel Honig hinzugeben. Der fertige Tee soll lauwarm getrunken werden.*

Eine Vitaminbombe bei Erkältung

Folgendes Mixgetränk aus Kamillentee, frischgepreßten Südfrüchten und Honig baut Abwehrkräfte gegen Erkältungskrankheiten auf. Es kann daher

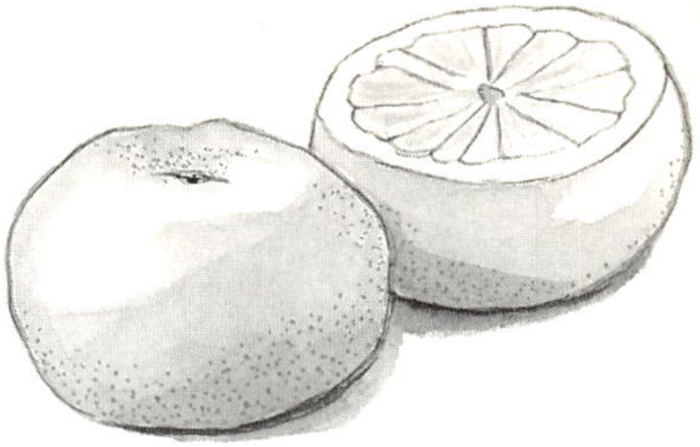

nicht nur zur Behandlung, sondern auch vorbeugend getrunken werden.

Zutaten:
100–150 g Honig
2 gehäufte Eßlöffel Kamillenblüten
1 Zitrone
1 Grapefruit (kann durch Orange ersetzt werden)

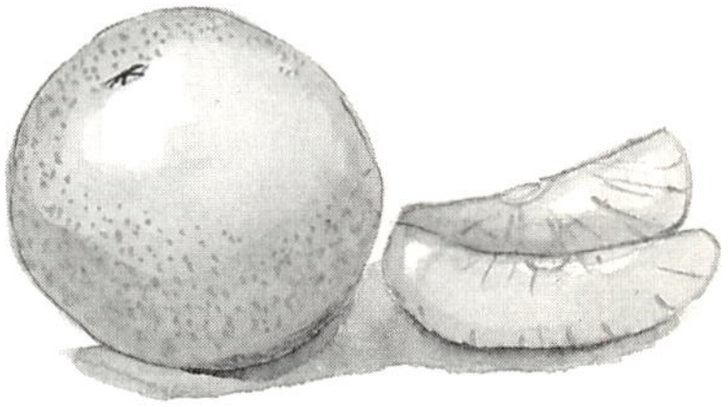

Zubereitung: *Zunächst gibt man 2 Eßlöffel Kamillenblüten in einen Liter heißes, aber nicht kochendes Wasser und läßt sie 10 Minuten ziehen. Danach werden die Blüten abgeseiht und der Saft der Zitrone und der Grapefruit hinzugegeben. Schließlich süßt man das Getränk mit Honig.*

Wem die Grapefruit zu sauer ist, kann man sie durch eine – sogar noch etwas vitaminreichere – Orange ersetzen.

Weitere Anwendungsmöglichkeiten bei Erkältung

Nur mit Zitrone und Honig arbeitet das folgende Rezept gegen Erkältungskrankheiten.
¼ Liter warmes Wasser wird mit dem Saft einer Zitrone vermischt und mit 2 Teelöffeln Honig gesüßt. Die Mischung wird langsam und schluckweise getrunken.

Ein altes Hausmittel bei Husten und Heiserkeit ist
► *mit Honig gesüßter Salbeitee, den man aber nicht nur trinken, sondern mit dem man auch gurgeln sollte.*

Honigrettich bei Husten

Ziemlich exotisch klingt das folgende Rezept zur Anwendung bei Husten. Es wird jedoch in der Volksmedizin immer wieder empfohlen.
► *Höhlen Sie einen Rettich aus und füllen Honig hinein. Danach stellen Sie ihn an einen warmen Ort und lassen den Honig einige Stunden einwirken. Schließlich wird der mit Honig gefüllte Rettich verspeist.*

Täglich Honig – nie mehr erkältet

Vorbeugend gegen Erkältungskrankheiten soll, nach einem alten Hausrezept, wirken, wenn man fünfmal täglich je einen Löffel Honig ißt. Honig stärkt nämlich die körpereigenen Abwehrkräfte und den Kreislauf auf ganz erstaunliche Weise.

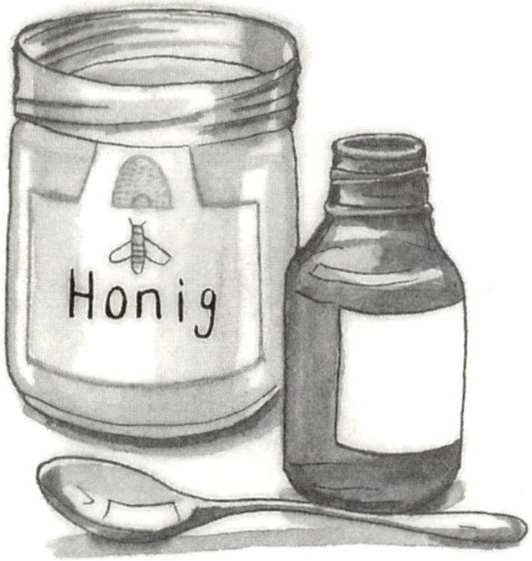

TIP

Honig verbessert die Wirkung aller Naturheilmittel, die gegen Erkältungskrankheiten eingesetzt werden. Deshalb: Wie auch immer Sie Ihren Schnupfen oder rauhen Hals behandeln – nehmen Sie stets Honig als „Zusatzmedizin" in ihr Repertoire auf.

Honig bei Erschöpfungszuständen

Honig gilt als Kräftigungsmittel und wegen seines hohen Traubenzuckergehalts als schneller Energiespender. Aus diesem Grund ist auch in vielen und besseren kommerziell vertriebenen Müsliriegeln Honig enthalten.
Ein besonderer Kraftspender ist der schon bei den alten Griechen bekannte Sauerhonig.
▶ *Dazu rühren Sie in ein Glas warmes Wasser (35–40 Grad) einen Eßlöffel Honig, zwei Teelöffel Blütenpollen und einen Teelöffel Apfelessig ein. Das Ganze wird dann langsam und schluckweise getrunken.*

Bienenwaben zur Vorbeugung gegen Heuschnupfen

Wer von Heuschnupfen geplagt wird, der sollte einmal folgendes Hausrezept versuchen.
▶ *Einen Monat bevor die Pollenflugzeit beginnt, einmal täglich für einige Minuten auf Bienenwaben kauen! Wichtig dabei ist, daß die Waben aus der Gegend stammen, in der der Betroffene lebt. Nur dann kann der Körper sich rechtzeitig an die einheimischen Pollen gewöhnen.*
Nicht immer wird nach dieser Behandlung die Allergie völlig verschwinden, meist kann aber zumindest eine Erleichterung erreicht werden.
Auch die regelmäßige Einnahme von heimischem Honig während des Winters und des Frühjahrs kann lindernd bei Pollenallergie wirken.

Honig als Abführmittel bei Kindern

Wollte man als Erwachsener Honig als Mittel gegen Verstopfung verwenden, wäre man vom Ergebnis vermutlich enttäuscht – zu schwach ist seine abführende Wirkung. Bei Kleinkindern kann man dagegen durch die Verabreichung von einigen Teelöffeln Honig gute Erfolge erzielen.

Honig, Balsam für die Nerven

In vielen Büchern wird Honig als Beruhigungsmittel und Nervennahrung gepriesen. Zurückgeführt wird dies auf die in ihm enthaltenen Stoffe: Traubenzucker, Vitamin B_1, Kalium und Phosphorsäure. Außer dem Traubenzucker sind aber alle anderen Inhaltsstoffe nur in geringen Spuren vorhanden. Honig enthält beispielsweise genauso viel des sogenannten Nervenvitamins B_1 wie brauner Zucker … und dem wird wahrscheinlich niemand eine beruhigende Wirkung zuschreiben.

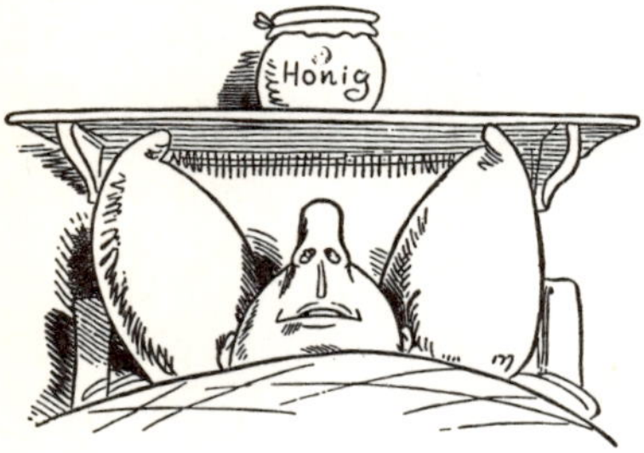

Da die Volksmedizin aber mit Honig als **Nervenheilmittel** mitunter gute Erfolge erzielt, können Sie versuchen, ob das folgende Rezept bei Ihnen wirkt:

► *Lösen Sie 2–3 Teelöffel Honig in einem Glas warmen Wassers auf, geben einen Teelöffel Apfelessig hinzu, rühren um und lassen es sich schmecken. Täglich ein Glas vor dem Schlafengehen trinken.*

Als **Schlaftrunk** empfehlen wir auch die altbekannte *warme Milch mit Honig.* Besonders bei Kindern sollen damit erstaunliche Erfolge erzielt worden sein. Falls Sie ganz sichergehen wollen, können Sie aber auch einen ganz normalen Beruhigungstee trinken und den mit Honig süßen. So kombinieren Sie die Wirkung der Heilkräuter mit der des Honigs.
Der folgende Tee ist auch ein **Einschlaftee.**

Zutaten für 140 g Teemischung:
60 g Melissenblätter
40 g Baldrianwurzel
20 g Orangenblüten
20 g Hopfenzapfen

Zubereitung: *Ein Eßlöffel dieser Teemischung wird mit 1/4 Liter lauwarmen Wasser übergossen. Das Ganze dann 4–6 Stunden ziehen lassen und danach abseihen. Vor dem Trinken auf etwa 35 Grad erwärmen und mit Honig süßen.*

Ein weiteres Teerezept bei **Einschlafstörungen** stelle ich Ihnen vor:

Zutaten für 140 g Teemischung:
60 g Johanniskraut
40 g Melissenblätter
20 g Hopfenzapfen
10 g Lavendelblüten
10 g Orangenblüten

Zubereitung: *2 Löffel der Teemischung mit 1/4 Liter kochendem Wasser übergießen, 10–15 Minuten ziehen lassen und dann mit Honig süßen.*

ZUR BEACHTUNG
Da Johanniskraut bei besonders sensiblen Personen die Hautempfindlichkeit gegen Sonnenlicht erhöhen kann, sollte dieser Tee nicht unmittelbar vor einem Sonnenbad getrunken werden.

Wie schon mehrmals betont wurde, verlieren die wertvollen Inhaltsstoffe des Honigs bei Temperaturen von über 40 Grad ihre Wirkung. Deshalb den Tee vor dem Süßen mit Honig auf Trinktemperatur abkühlen lassen.

Honig zur Vorbeugung gegen Wadenkrämpfe

Falls Sie zu nächtlichen Wadenkrämpfen neigen, kann Ihnen vielleicht auch hier der Honig helfen.

▶ *Nehmen Sie täglich vor den Mahlzeiten je einen Löffel Honig ein – nach einigen Wochen sollten dann, so verspricht es die Naturmedizin, die Krampfanfälle nicht mehr auftreten.*

Allerdings sollten Sie auch wissen, daß der Wadenkrampf zu den noch ungelösten Rätseln der Medizin gehört. Man weiß zwar, daß er durch Magnesium- und Kalziummangel verursacht wird, über seine richtige Behandlung streiten sich jedoch die Mediziner.

Imker und Naturheilkundler glauben, mit dem Honig ein Mittel gegen den Krampf gefunden zu haben. „Im Honig sind Magnesium und Kalzium in Spuren enthalten, und deswegen hilft er gegen Wadenkrämpfe“, so die Anhänger der Honigmedizin.

Ganz so einfach kann es aber nicht sein, läge es nämlich allein an diesen beiden Stoffen, wären Spinat, Broccoli und die meisten anderen Gemüsesorten wesentlich geeigneter zur Vorbeugung gegen Wadenkrämpfe. Wie so oft in der Naturheilkunde läßt sich der Erfolg einer Anwendungsmethode auch hier letztlich nicht erklären.

Der Honig, ein Freund der Leber

Die Leber ist nicht nur die „Kläranlage“ des Körpers, in der das Blut von Schadstoffen bereinigt wird, sondern auch ein „Lagerraum“, in dem Kohlenhydrate in Form von Glykogen aufbewahrt werden. Diese Reserve kann dem Körper in Krankheitssituationen schnell zur Verfügung gestellt werden.

▶ *Damit die Leber immer ausreichend Glykogen gespeichert hat, sollte man regelmäßig Honig essen.* Der darin enthaltene Fruchtzucker wird nämlich von der Leber in Glykogen umgewandelt und gespeichert.

Honig bei Gallenbeschwerden

Daß Honig als Heilmittel gegen Gallenbeschwerden eingesetzt werden kann, wird von der modernen Wissenschaft nicht bestätigt. Da die Volksmedizin aber Erfolge nachweisen kann und das folgende Rezept ohne Nebenwirkungen ist, möchte ich es Ihnen zu einem „Selbstversuch ohne Erfolgsgarantie“ empfehlen.

► *Verrühren Sie einen Eidotter mit zwei Teelöffeln Honig, und nehmen sie das Ganze regelmäßig eine Stunde vor den Mahlzeiten ein.*

Gegen Gallensteine hilft angeblich Honigmilch – auch dieser Tip wieder ohne Garantie.

Honig für das Herz

Der im Honig enthaltene Fruchtzucker sorgt für eine Anregung der Herztätigkeit. Das ebenfalls im Honig enthaltene Acetylcholin wirkt blutdrucksenkend und beruhigend auf den Herzrhythmus. Allerdings wird dieser Stoff im Körper schnell abgebaut. *Deswegen möchte ich davor warnen, Honig als Heilmittel bei Herzbeschwerden einzusetzen.* Selbstverständlich kann Honig unterstützend wirken, doch muß bei der Behandlung von Herzbeschwerden immer der Rat eines Mediziners eingeholt werden.

Honig – Kein Wundermittel gegen Krebs!

In einigen Büchern wird darauf hingewiesen, daß Imker fast nie an Krebs erkranken. Obskure Scharlatane nehmen dies zum Anlaß, Honig bzw. den teuren Königinnensaft (siehe dazu S. 79) als Wundermittel gegen Krebs anzupreisen. Dies ist – es sei ausdrücklich betont – völliger Unsinn und weckt bei den Betroffenen falsche Hoffnungen. Honig ist zwar ein hochwertiges natürliches Nahrungsmittel und ein probates Hausmittel gegen eine Reihe von Krankheiten, Wunderdinge leisten kann aber auch er nicht.

Honig in der Küche

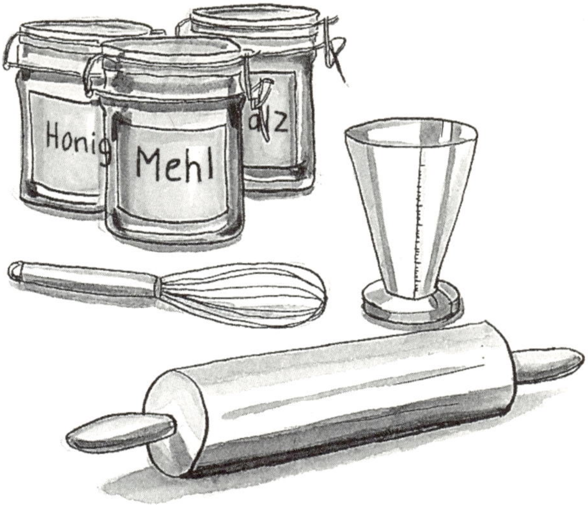

Honig ist eine beliebte Zutat beim Kochen und vor allem beim Backen. Wollte man auch nur die bekanntesten Rezepte, die mit Honig arbeiten, aufzählen, könnte man mit Sicherheit nicht nur ein Buch füllen. Einige Backrezepte will ich Ihnen im folgenden aber doch verraten. Honig wird von gesundheitsbewußten Menschen in der Küche oft als Ersatz für Zucker verwendet. Dies hat immer dann seine Berechtigung, wenn die Speise kalt oder lauwarm zubereitet wird. Beim allmorgendlichen Müsli kann und sollte Zucker durch Honig ersetzt werden.

Backen mit Honig

Beim Backen kann gesunde Ernährung aber kein Grund für die Wahl des Honigs sein. Erwärmt man Honig nämlich auf über 40 Grad, werden die in ihm enthaltenen Wertstoffe zerstört. Vom Zucker unterscheidet er sich dann nur noch durch seinen Geschmack. Doch der ist ja wahrlich nicht zu verachten und schon Grund genug, mit Honig zu backen.
Um die Weihnachtszeit steigt der Verkauf von Honig sprunghaft an. Egal ob beim Knusperhäuschen für die Kinder, Lebkuchen, Pfeffernüssen oder beim Honigkuchen – bei traditionellen Weihnachtsleckereien darf Honig nicht fehlen.

Honigkuchen

Zutaten (ausreichende Menge für ein Backblech):
500 g Honig
250 g Zucker
0,15 l Öl
700 g Mehl
Backpulver
3 Eier
250 g gemahlene Mandeln
100 g gehacktes Zitronat
100 g gehacktes Orangeat
2 TL gemahlener Zimt
1 Msp. gemahlene Gewürznelken
½ TL Pimentpulver
1 Prise Salz
3 EL Dosenmilch
Für die Verzierung: kandierte Kirschen und abgezogene Mandeln

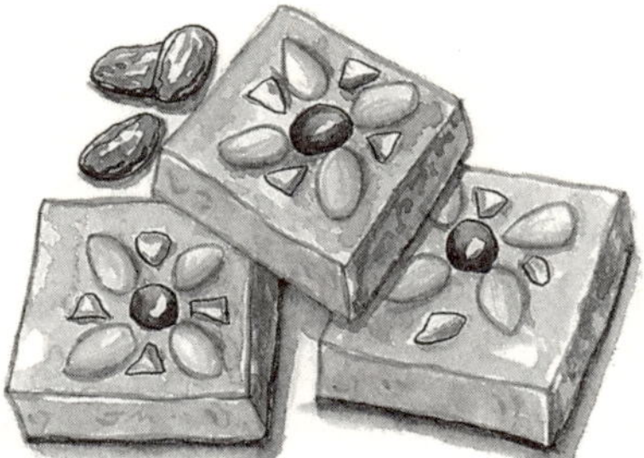

Zubereitung:
Zunächst müssen Sie den Honig, den Zucker und das Öl unter ständigem Rühren zusammen aufkochen und wieder abkühlen lassen. Sieben Sie dann das Mehl und vermengen es mit dem Backpulver und den Eiern. Geben Sie jetzt Mandeln, Orangeat, Zitronat, Zimt, Gewürznelken, Salz und Pimentpulver dazu. Nachdem Sie alles untergemischt haben, kommt endlich der Honig zum Einsatz. Schütten Sie das Honig-Zucker-Öl-Gemisch über den Teig und verkneten alles gut. Das Ganze decken Sie mit einem Tuch ab und lassen es einige Stunden im Kühlschrank ruhen.

Den zweiten Arbeitsabschnitt beginnen Sie damit, daß Sie ein Backblech einölen und den Backofen auf 200 Grad vorheizen. Jetzt drücken Sie den Teig auf das Backblech, streichen ihn glatt, bepinseln ihn mit Dosenmilch und verzieren ihn mit den Mandeln und den halbierten Kirschen. Danach sind Sie schon fertig und können Ihr Werk in den Ofen schieben. Auf der mittleren Schiebeleiste muß der Honigkuchen nun noch 35–40 Minuten gebacken werden.
Auch wenn Sie den Honigkuchen erst zum Weihnachtsfest anbieten wollen, sollten Sie ihn schon im November zubereiten. Er braucht etwas Zeit, um weich zu werden und sein Aroma zu entfalten.

Basler Leckerli

werden wegen ihres hohen Honiganteils auch oft Honigleckerli genannt.

Zutaten:
250–300 g Honig
300 g Zucker
15 g Zimt
7 Nelken
300 g grob gehackte geschälte Mandeln (je nach Geschmack kann man statt der Mandeln auch eine Mischung aus Mandeln, Walnüssen und Haselnüssen verwenden)
je 60 g fein gehacktes Zitronat und Orangeat
625 g Mehl
ein Schuß Kirschwasser
1 TL Pottasche

Zubereitung:
Zunächst wird der Honig erwärmt und Zucker, Gewürze sowie die Mandeln, Orangeat und Zitronat hinzugegeben. Danach nimmt man den so entstandenen „Honigsirup" von der Feuerstelle und rührt das Mehl und die in Kirschwasser aufgelöste Pottasche unter. Der Teig muß gut durchgeknetet werden und kann bei Bedarf mit einem zusätzlichen Schuß Kirschwasser „befeuchtet" werden. Schließlich formt man aus ihm einen Laib und läßt ihn einen Tag stehen.
Am nächsten Tag rollt man den Teig fingerdick aus und bäckt ihn bei 180 Grad etwa 25 Minuten. Danach nimmt man ihn aus dem Rohr und bestreicht ihn sofort mit einer Zuckerglasur. Noch auf dem Backblech wird das Backwerk in mundgerechte Rechtecke geschnitten.

Pfefferkuchen

gehört zu Weihnachten wie der Christbaum und die Geschenke. Da er eine ganze Menge Honig enthält, hat er natürlich auch in diesem Buch seinen Platz.

Zutaten für weiße Pfefferkuchen:
375 g Honig
100 g Margarine
50 g Zucker
1 TL Zimt
1 TL gemahlene Nelken
1 TL Kardamom
1 Prise geriebene Muskatnuß
1 Prise Salz
1 Ei
625 g Mehl
1 Päckchen Backpulver
sowie die abgeriebene Schale einer unbehandelten Zitrone

Zubereitung:
Verrühren Sie zunächst den Honig, den Zucker und die Margarine unter langsamem Erwärmen in einem Topf. Geben Sie dann das Ganze in eine Schüssel, und mischen Sie, sobald die Honig-Zukker-Masse abgekühlt ist, die Gewürze, das Salz, die Zitronenschale und das Ei unter. Im nächsten Arbeitsschritt mischen Sie das Mehl und das Backpulver, sieben es auf die Honigmasse und verkneten alles zu einem glatten Teig, der eine ganze Nacht im Kühlschrank ruhen muß. Zum Abschluß legen Sie das Backblech mit Backpapier aus, rollen auf der Arbeitsfläche den Teig fingerdick aus und stechen Formen aus. Danach legen Sie die Pfefferkuchen aufs Blech und backen sie im vorgeheizten Backofen bei 180 Grad etwa 15–20 Minuten.

Nach dem Backen müssen die Pfefferkuchen einen Tag offen lagern. Danach können sie in Blechdosen einsortiert werden. Geben Sie eine frische Orangenschale dazu – die sorgt dafür, daß Ihre Pfefferkuchen lange frisch bleiben.

TIP

Falls Sie Geschmack an Weihnachtsbäckereien mit (und ohne) Honig gefunden haben, möchte ich Ihnen das im FALKEN Verlag erschienene Buch „Weihnachtsplätzchen" von Hanna Jaacks empfehlen.

Für Anhänger der Naturkostküche hier ein Rezept für zuckerfreie

Honigkekse aus Vollkornmehl

Zutaten:
200 g Honig
1 Prise Salz
2 EL Pflanzenöl
2 EL Wasser
1 Msp. gemahlene Nelken
1 TL Zimt
1 geriebene Zitronenschale
2 Eigelb
250 g Vollkornweizenmehl
100 g getrocknete und kleingeschnittene Aprikosen

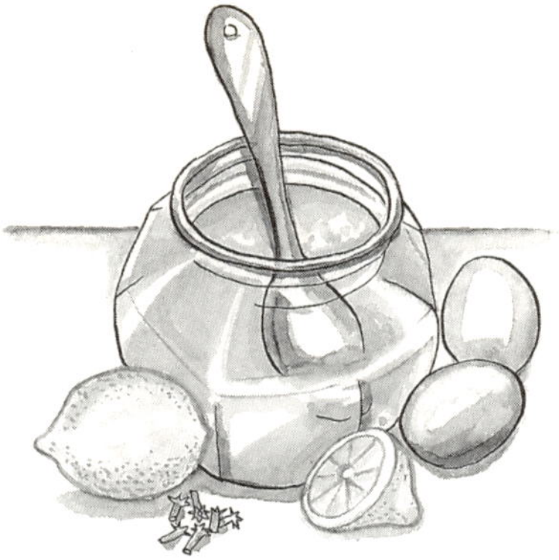

Backpulver
100 g gemahlene Mandeln
50 g Zitronat

Zubereitung:
Zunächst müssen Sie den Honig zusammen mit dem Salz, dem Öl und dem Wasser erwärmen und wieder abkühlen lassen. Danach geben Sie sämtliche Gewürze und das Eigelb dazu und rühren es ein. Das Ganze wird mit dem Mehl und dem Backpulver gut verrührt. Als letztes werden die Aprikosen, die Mandeln und das Zitronat in die Masse eingeknetet. Dann darf der Teig 1½ bis 2 Stunden im Kühlschrank ruhen. Dann wird er ausgerollt, und man kann die gewünschten Formen ausstechen. Die Plätzchen werden im vorgeheizten Ofen bei 180 Grad etwa 15–20 Minuten gebacken.

Auch die türkische Küche arbeitet gern und viel mit Honig. In den meisten der für deutsche Gaumen fast zu süßen Nachspeisen ist Honig im Übermaß enthalten. So auch in Cerez Pastasi, einer Art Honig-Nußkuchen.

Cerez Pastasi
(für 6 Personen)

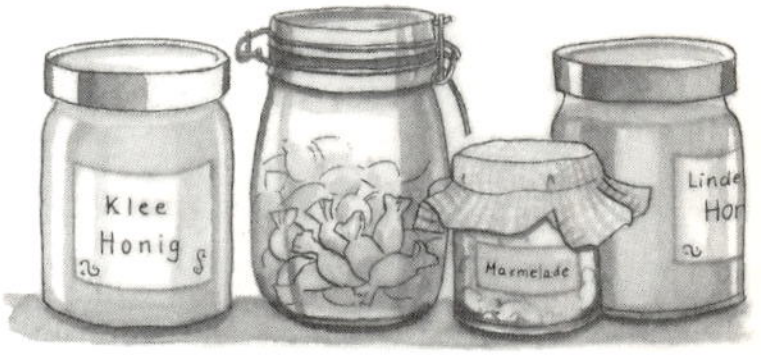

Zutaten:
350 g Butter
500 g Mehl
125 g Joghurt
5 Eier
Salz
100 g Mandeln
100 g Walnußkerne
50 g Pistazien
50 g Pinienkerne
250 g Honig
1 Zitrone

Zubereitung:
Zunächst wird die Butter erwärmt und zum Schmelzen gebracht, danach siebt man das Mehl in eine große Schale oder auf eine saubere Tischplatte und formt mit den Händen in der Mitte eine Mulde. In diese Mulde gibt man die Butter, den Joghurt

und die Eier. Schließlich fügt man ein bis zwei Prisen Salz hinzu. Das Ganze wird nun geknetet, bis ein glatter und fester Teig entsteht. Den Teig wickeln Sie in ein feuchtes Tuch und legen ihn erst einmal 1 bis 2 Stunden in den Kühlschrank.

Jetzt dürfen Sie sich eine kleine Pause gönnen. Sie können aber auch Vorbereitungen für später treffen und die Mandeln, Pistazien und Walnüsse zermahlen.

Den zweiten Teil Ihres Backtages beginnen Sie damit, daß Sie den Teig aus dem Kühlschrank holen, in etwa ein Dutzend gleich große Teile zerreißen und diese sehr dünn ausrollen. Fetten Sie nun eine Auflaufform ein und füllen Sie diese abwechselnd mit einer Teigplatte und einem Teil der Nußmischung. Die letzte Teigplatte streichen Sie mit etwas Fett ein und schieben schließlich das Ganze in den auf 180 Grad vorgeheizten Backofen. Dort bleibt Ihr Nußkuchen für die nächsten 20 Minuten – daß Sie noch nicht ganz fertig sind, werden Sie bei einem Blick auf die Zutaten feststellen. Der Honig steht nämlich immer noch unbenutzt vor Ihnen. Erhitzen Sie den Honig zusammen mit dem Saft einer halben bzw. einer ganzen Zitrone. Sobald der Kuchen fertig gebacken ist, geben Sie das Honig-Zitronen-Gemisch über Ihr Werk und ... nein, essen dürfen Sie es jetzt immer noch nicht. Denn bevor Sie herzhaft zubeißen dürfen, müssen Sie Ihr Cerez Pastasi erst einmal einen Tag an einem kühlen Ort ziehen lassen.

Weitere orientalische Süßspeisen mit Honig sind das inzwischen auch bei uns bekannte Baklava, eine Nuß-Blätterteig-Pastete, das vor allem in Nordafrika beliebte Mandel-Rosinen-Kuskus oder syrische Sesamschnitten, Kak Simsimija.

Falls Ihnen die obengenannten Backrezepte zu konventionell waren, versuchen Sie doch mal, mit Honig Ihre Bratensaucen abzuschmecken, oder Sie wagen sich an Honig-Zitronen-Butter, die sich gut zu Kurzgebratenem oder gebratenem Fisch eignet.

Honig-Zitronen-Butter

Zutaten:

100 g Butter
2 EL Honig
2 EL Zitronensaft
abgeriebene Schale einer halben ungespritzten Orange

Zubereitung:

Zunächst werden die Butter und der Honig verrührt, dann gibt man den Zitronensaft und die Orangenschale hinzu und verrührt das Ganze erneut. Danach wickelt man die Buttermischung in Alufolie ein und stellt sie in den Kühlschrank. Erst kurz vor dem Servieren herausnehmen.

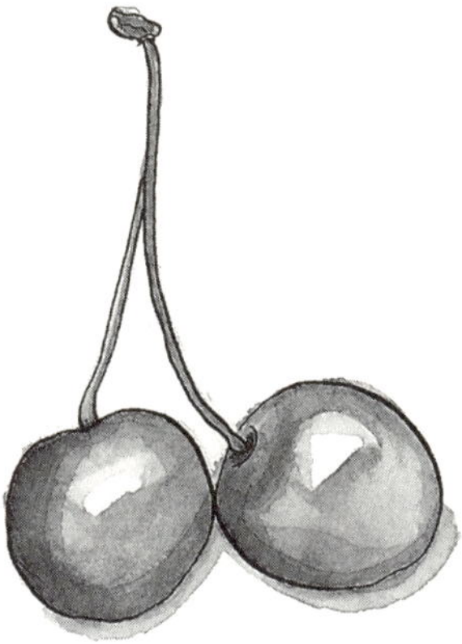

Honigmarmelade

Meist stehen sie einträchtig nebeneinander im Vorratsschrank – der Honig und die Marmelade.

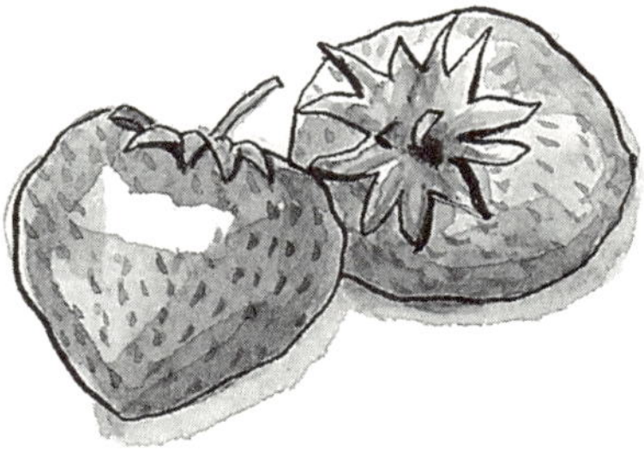

Honigmarmelade, eine Mischung aus beiden, werden aber nur die wenigsten kennen. Das Rezept ähnelt dem für normale Marmelade, nur daß der Zucker durch Honig ersetzt wird.

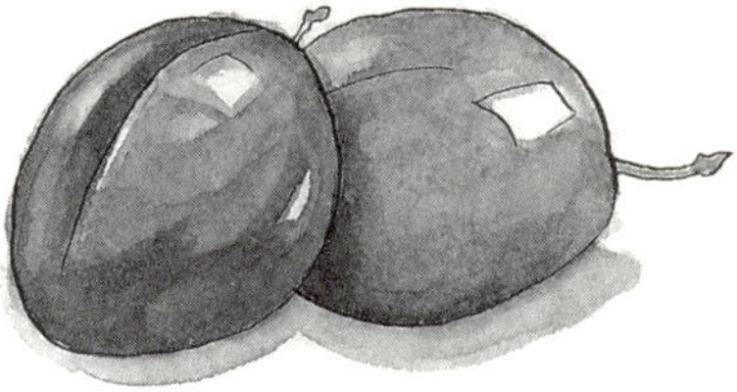

Zubereitung:
Nehmen Sie die gleichen Mengen Honig und Obst. Erwärmen Sie zunächst den Honig vorsichtig und unter häufigem Umrühren. Sobald er kocht, wird er abgeschäumt, und dann wird das Obst zugefügt. Danach mehrere Stunden auf kleiner Flamme einkochen lassen.

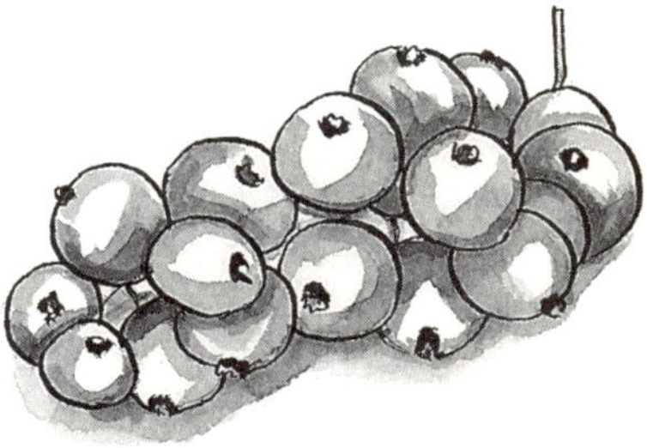

Honig gegen den Durst

Honig dient nicht nur als Grundlage vieler Speisen, sondern ist auch in einigen Getränken enthalten. Am bekanntesten ist wahrscheinlich Met, eine Art Honigwein. Er war schon den Griechen, Arabern und Römern bekannt, besonders aber bei den Germanen beliebt. In deren Mythologie war Met das Getränk der Götter.

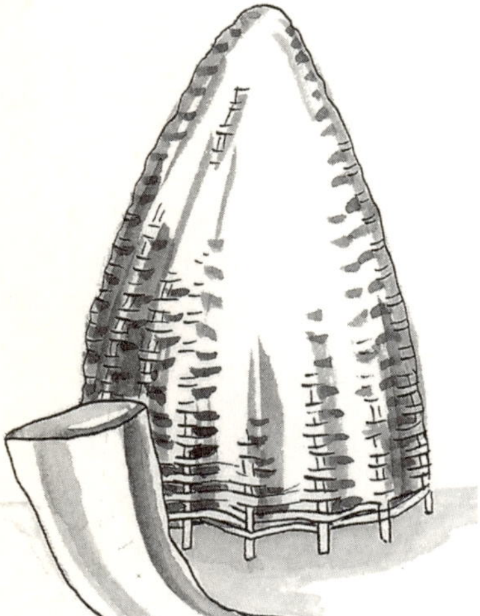

Met, der Göttertrank

Wenn Sie selbst Met ansetzen wollen, können Sie es ja (auf eigenes Risiko) mal mit dem folgenden Rezept, das ich in Meyers Konversations-Lexikon aus dem Jahre 1890 entdeckt habe, versuchen:

„Zur Darstellung von Met löst man Honig in Wasser, kocht auf, schäumt ab, setzt Hopfen, unter Umständen auch Obstsaft, Kardamone, Galgantwurzel, Koriander und Muskatnuß zu und kocht noch einige Male auf. Die Flüssigkeit wird dann auf ein Faß gebracht, nach dem Abkühlen mit Hefe angestellt und nach vollendeter Gärung auf ein anderes zu verspundendes Faß gebracht, in welchem der Met mehrere Monate lang liegen bleibt, worauf er auf Flaschen gezogen wird.“

Ein etwas neueres Rezept habe ich in Edmund Herolds Buch „Heilwerte aus dem Bienenvolk“ von 1982 gefunden. Er empfiehlt:

„In 37 Kilo Honig werden 10 Liter weiches Wasser (Regenwasser) gelöst. Man fügt je 10 Gramm Weinstein- und Zitronensäure hinzu, fünf ganze Stangen Zimt, eine halbe Dose geriebene Muskatnuß, zwei walnußgroße Stükke Ingwer, einen viertel Beutel gemahlene Nelken, acht Fingerspitzen Melissen. Man kocht das zwei Stunden lang und hebt den sich bildenden Schlamm ständig ab. Dann gibt man eine Stange Bierhefe dazu und hängt die

Gewürze in einem Leinenbeutel ein. Auf 20 bis 25 Grad halten, nach zwei Monaten zum erstenmal abstechen, nach weiteren sechs Monaten in Flaschen füllen.“ Eine ziemlich langwierige Angelegenheit also. Wer sich die Mühe gemacht und beide Rezepte ausprobiert hat, kann mir gerne schreiben, ob er das von 1890 oder das aus dem Jahre 1982 bevorzugt.

In früheren Jahrhunderten galt Met auch als Potenzmittel, doch ich kann Ihnen leider nicht versprechen, daß der Honigwein bei allen solche Wirkungen zeigt wie bei dem arabischen Reisenden Ibn Battuta. Er schreibt: *„Aus Honig und Kokosmilch bereiteten sie eine Art Met, der ihnen im Verein mit gewissen Fischen, die sie hauptsächlich genießen, eine einzigartige, bei anderen Völkern nicht anzutreffende Manneskraft verleiht. Die Einwohner dieser Insel vermögen bei ihren Ehefrauen Erstaunliches, aber auch ich, ein Fremdling, wurde dieser Kräfte teilhaftig. Ich hatte, solange ich auf diesen Inseln weilte, vier rechtmäßige Frauen und war täglich für jede von ihnen bereit, besuchte überdies noch jede meiner Konkubinen, die gerade an der Reihe war, und das achtzehn Monate lang.“*

Einfacher als Met sind die folgenden Alkoholmixgetränke mit Honig zuzubereiten.

Honiggrog

Zutaten:

1/8 l Wasser
1/8 l Honig
2 TL Zimt
1 aufgeschnittene Vanilleschote
6 Gewürznelken (zerstoßen)
6 Pfefferkörner (zerstoßen)
1/2 geriebene Muskatnuß
1/4 l Wodka

Zubereitung:

Erhitzen Sie den Honig zusammen mit dem Wasser. Danach geben Sie nacheinander die Gewürze zu und rühren sie gut unter. Das Ganze lassen Sie 10–15 Minuten sieden und schütten danach den Wodka hinzu. Decken Sie die Mixtur ab und lassen sie 20–30 Minuten ziehen.

Am Ende werden die Gewürze abgeseiht, und das Getränk ist servierbereit.

Honig-Pflaumen in Armagnac

Zutaten:

1 Kilo beste Pflaumen
300 g flüssiger Honig
1 Flasche Armagnac

Zubereitung:

Die Pflaumen werden mit einer Gabel mehrmals angestochen und dann in ein sauberes Glasgefäß geschichtet. Danach verrührt

man den Honig mit dem Armagnac und gießt diese Mischung über die Pflaumen. Das Glas wird nun gut verschlossen und mindestens 4 Wochen an einem kühlen und dunklen Ort verwahrt.
Glauben Sie mir, Ihre Geduld wird belohnt werden ... Prost!

Ein alkoholisches Honiggetränk mit Tradition ist der sogenannte Bärenfang. Er kommt aus Osteuropa und wurde angeblich als Köder bei der Bärenjagd benutzt. Bald jedoch kamen die Jäger dahinter, daß das hochalkoholische Getränk eigentlich viel zu schade für Meister Petz ist. Falls Sie jetzt ein Rezept für Bärenfang erwarten, muß ich Sie leider enttäuschen. Die Lizenz für die Originalrezeptur befindet sich nämlich im Besitz eines deutschen Spirituosenherstellers und wird von diesem streng gehütet.

Alkoholfreier Honigmix

Honig läßt sich natürlich auch zum Zubereiten nichtalkoholischer Mixgetränke verwenden.
▶ *Vermischen Sie einfach ein Ei, einen Teelöffel Honig, einen Eßlöffel schwarzen Johannisbeersaft und 1/4 Liter kalte Milch, und rühren Sie das Ganze gut durch ... fertig ist Ihr Honig-Flip.*

Honig für die Schönheit

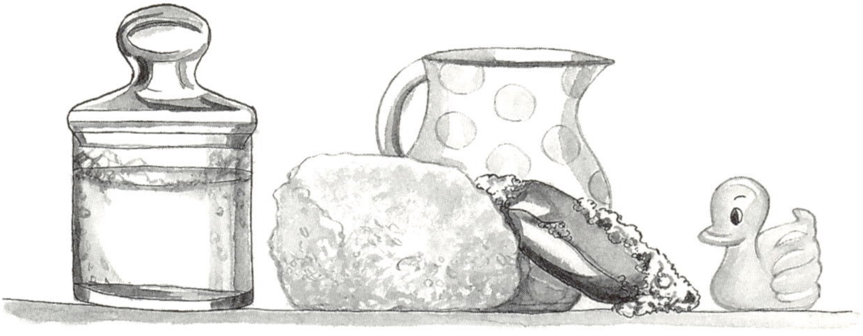

Honig ist ein großartiges Hautpflegemittel und eignet sich als Grundsubstanz für nahezu jede Art von Gesichtsmaske. Besonders im Zusammenwirken mit Milch ist Honig geradezu ein Zaubermittel für belastete Haut. Honig hemmt die Entwicklung von Bakterien, schwemmt Schadstoffe aus und trägt zur schnellen Wundheilung bei. Dies wußte schon Kleopatra, von der berichtet wird, daß sie Honig zur Pflege ihrer königlichen Haut benutzt hat. Wenn man der Boulevardpresse glauben darf, hat auch die Popsängerin Madonna die pflegende Wirkung von Honig entdeckt. Sie cremt angeblich ihren Körper mit Honig ein, läßt den Honig einwirken und spült ihn dann bei einem Bad im Meer wieder ab.

Gönnen Sie Ihrer Haut doch den gleichen Luxus wie die beiden vorher genannten Damen.

Rezepte für Pflegemittel mit Honig

Zunächst eine kurze Vorbemerkung:
Wie für die medizinische so sollte auch für die kosmetische Anwendung immer hochwertiger Schleuderhonig genommen werden. Einzige Ausnahme sind Rezepte, bei denen der Honig ohnehin auf hohe Temperaturen erhitzt werden muß. Dann kann man auch billigeren Preß- und Seimhonig verwenden.
Honig wirkt im Zusammenspiel mit Milch als Wundermittel für die Haut – damit beide aber ihre Kraft entfalten können, dürfen Sie nur Vollmilch benutzen. Haltbar gemachte H-Milch eignet sich nicht zur kosmetischen Anwendung. Aufgrund der leichten Verderblichkeit von Frischmilch sind Honig-Milch-Lotionen nur begrenzt haltbar. Am besten setzt man sie vor jedem Gebrauch neu an.

Honigbäder

Zur Entspannung müder Haut kann man die etwas ungewöhnliche Bademischung versuchen.
► *Lösen Sie 2 Eßlöffel Sahnequark, 2 Teelöffel Honig und einige Tropfen Orangenöl in warmem Badewasser auf,* legen Sie sich hinein, und genießen Sie.

Gegen trockene Haut hilft ein Honig-Milchbad.
► *Dazu erwärmt man eine Tasse Honig in einem Liter Milch auf etwa 40–45 Grad (nicht wärmer, da sonst viele Inhaltsstoffe des Honigs vernichtet werden) und gießt die Mischung ins Badewasser.* Während die in der Milch enthaltenen Vitamine und Mineralstoffe die Haut vor dem Austrocknen schützen, wirkt der Honig entzündungshemmend und entspannend.
Sie haben Gefallen gefunden an dem Honig-Milchbad? Dann befinden Sie sich in guter Gesellschaft, denn damit pflegte sowohl die Königin der Pariser Salons Ninon de Lenclos (1620–1705) als auch die Schriftstellerin George Sand (1804–1876) ihren Körper.

Gesichtsdampfbäder mit Honig

Honig kann man zu verschiedenen Gesichtsdampfbädern zugeben. Hierzu muß man den Honig allerdings über 40 Grad erwärmen. Obwohl der Honig dadurch einiger seiner Wirkstoffe beraubt wird, wirkt er im Zusammenspiel mit dem warmen Wasserdampf sehr entspannend für gestreßte Haut.

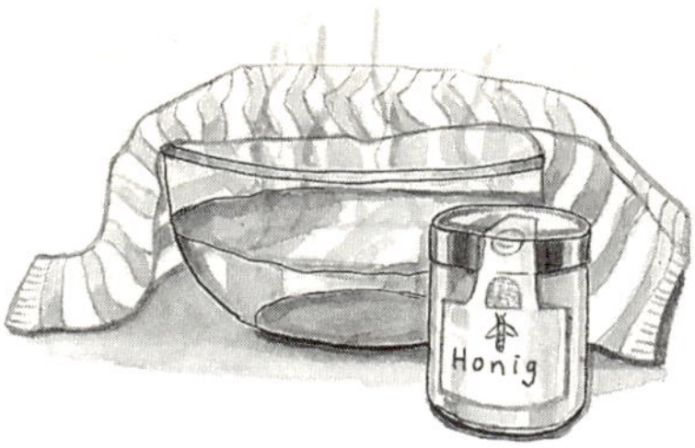

Gesichtswasser mit Honig

Die **desinfizierende Wirkung** des Honigs kann man sich auch bei der Herstellung von Gesichtswässern zunutze machen. Im folgenden ein einfaches Rezept, für das Sie außer

► *1 EL Honig nur 15 ml Zitronensaft und 100 ml destilliertes Wasser benötigen.*

► *Lösen Sie den Honig in dem erwärmten destillierten Wasser auf, und geben Sie, sobald das Gemisch wieder abgekühlt ist, den Zitronensaft dazu. Das Ganze geben Sie in eine Flasche und schütteln es gut durch.*

Honiglotion

Honig und Milch eignen sich nicht nur als Badezusatz, sondern auch als Lotion **gegen Hautunreinheiten.**

► *Mischen Sie Milch und Honig im Verhältnis 1:1 (dünnflüssiger Honig kann direkt untergemischt werden, dickflüssiger muß zuerst etwas erwärmt werden) und geben schließlich den Saft einer ganzen Zitrone dazu.* Mit einer solchen Lotion bestreichen Sie täglich einmal Ihr Gesicht. Bei hartnäckigen Hautverunreinigungen sollte man die Lotion vor dem Zubettgehen auftragen und über Nacht einwirken lassen.

Wiederum mit Milch und Honig arbeitet die folgende Rezeptur zur Pflege müder und abgespannter Haut.

Pfirsich-Honig-Milch

► *3 Eßlöffel frischer Pfirsich werden püriert, mit 3 Eßlöffeln Lindenblüten und Honig vermischt. Das Ganze wird dann ins Wasserbad gestellt, bis sich der Honig aufgelöst hat. Danach die Milch auffüllen und im Kühlschrank 12 Stunden ziehen lassen. Vor dem Gebrauch die Feststoffe gut abseihen.*

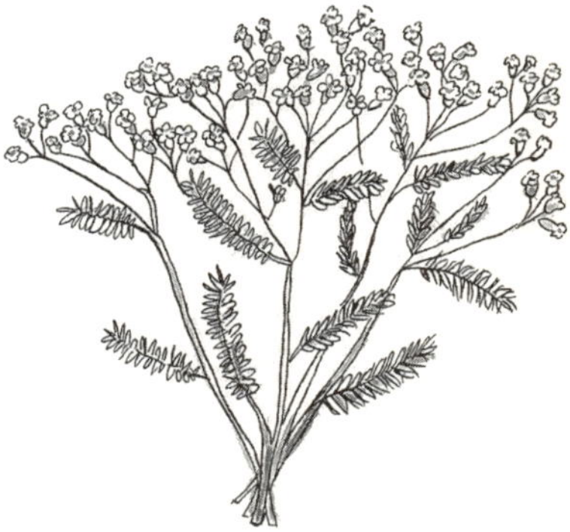

Im folgenden ein Rezept für eine **Honiglotion zur Hautpflege.** Dazu benötigt man

► *0,8 Liter Wasser, 1 Eigelb, 1 Tasse frische Schafgarbenblüten, 0,2 Liter Milch und schließlich einen gut gefüllten Teelöffel Tauhonig. Der Honig wird zusammen mit den Schafgarbenblüten und dem Wasser unter ständigem Rühren erwärmt. Sobald er sich vollständig aufgelöst hat, läßt man die Mischung erkalten. Schließlich wird die Milch mit dem Eigelb verquirlt, zur Honig-Wasser-Lösung gegeben und dann nochmals gut durchgemixt. Anschließend läßt man die Milch 24 Stunden im Kühlschrank ziehen. Vor dem Gebrauch seiht man die Schafgarbenblüten ab.*

Auch eine **Lotion** aus

► *2 Eßlöffeln Honig und 1 Eßlöffel süßem Mandelöl* eignet sich **zur Pflege der Gesichtshaut.** Sie wird auf die Haut aufgetragen und leicht eingerieben. Nach etwa einer halben Stunde abspülen.

Honigmasken

Zur Entspannung müder Haut ist die folgende Honig-Hafermehl-Maske zu empfehlen:

► *1 Eigelb mit einem Teelöffel Honig verrühren (Honig eventuell im Wasserbad leicht erwärmen, bis er flüssig wird), danach einen Eßlöffel Hafermehl dazugeben und den Brei als Maske auftragen. Nach einer Stunde abspülen.*

Zur Pflege empfindlicher Haut.

► *Verrühren Sie 2 Eigelb und 2 Eßlöffel Honig und mischen dann etwa 0,2 l Naturjoghurt hinzu. Das Ganze gut durchrühren und vor Gebrauch im Kühlschrank kühlen.*

Zur Reinigung normaler und trockener Haut ist die folgende Sahne-Honig-Maske gut geeignet.

► *Vermischen Sie 2 Eßlöffel saure Sahne mit einem Eßlöffel Honig und fügen dann einige Weizenkeimflocken hinzu. Den Brei tragen Sie auf die Gesichtshaut auf und lassen ihn 20 Minuten einwirken. Die Maske mit lauwarmem Wasser abwaschen.*

Honig für glänzendes Haar

Um stumpfem Haar zu **neuem Glanz** zu verhelfen, muß man nicht unbedingt zur chemischen Spülung greifen.

► *Wesentlich gesünder ist es, Bienenhonig in warmem Wasser aufzulösen und dann in das Haar einzureiben. Nachdem man diesen Kurbalsam etwa eine Minute hat einwirken lassen, spült man ihn sorgfältig mit heißem Wasser aus.*

Was die Biene sonst noch liefert

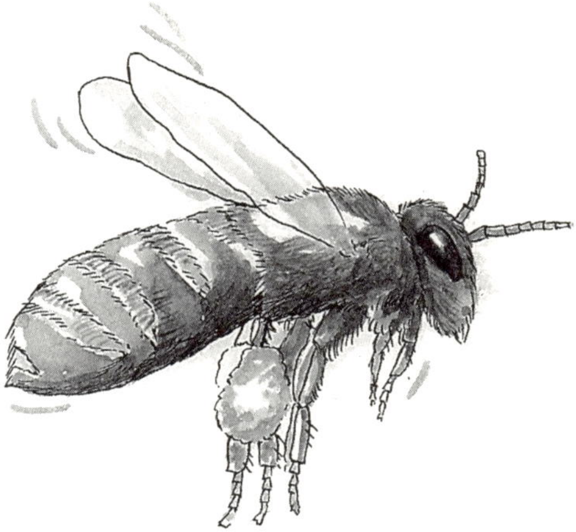

Bienen sind vielseitige und fleißige Tiere. Honig ist nicht das einzige Produkt, das von Bienen erzeugt und vom Menschen genutzt wird. In diesem letzten Kapitel des Buches möchte ich Ihnen nun einen Überblick darüber geben, was Bienen sonst noch zu leisten vermögen.

Pollen – Nahrung für die Biene, Stärkung für den Menschen

Streng genommen sind Pollen natürlich kein Bienenprodukt, sondern pflanzliche Samenzellen. Diese werden von den Bienen gesammelt und sind für sie ein wichtiger Eiweiß- und Fettlieferant. In Pollen sind dieselben Stoffe enthalten wie im Honig – allerdings in völlig anderer Zusammensetzung; so haben Pollen z. B. einen Zuckeranteil von weniger als 10 %.

Die Höschen der Sammlerinnen

Während sich erwachsene Bienen vor allem vom kohlenhydratreichen Nektar ernähren, sind Pollen einzige Nahrungsquelle der Larven. Deswegen wird der Pollen im Bienenstock auch in der Nähe der Brutnester gelagert. Entzöge man einem Bienenschwarm auch nur für kurze Zeit seine Pollenweiden, könnte er sich nicht mehr fortpflanzen. Sicher haben Sie schon einmal die Pollensammlerinnen mit ihren gelben, gelbbraunen, braunen oder auch rötlichen „Höschen" an den Hinterbeinen gesehen. An Hand der Farbe kann der Imker genau feststellen, von welcher Pflanze die Pollen stammen. Begegnet ihm beispielsweise im Mai eine Biene mit zitronengelben Höschen, weiß er, daß sie auf dem Heimflug von einem Rapsfeld ist; ist das Höschen dagegen rotgelb, hat sie eine Ginsterpflanze besucht und trägt jetzt deren Pollen zum Bienenstock.

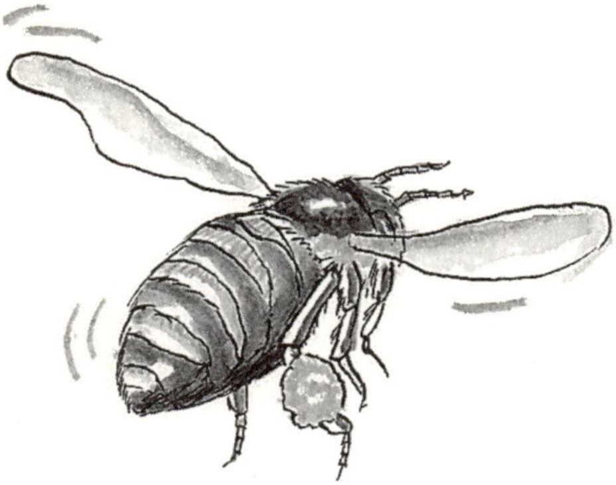

Der Imker erntet mit

Ein Bienenvolk sammelt, abhängig von seiner Größe und der dargebotenen Weide, zwischen 25 und 50 Kilogramm Pollen pro Jahr. Um ein einziges Kilo im Stock abzuliefern, müßte sich eine Biene 50–100 000mal ihre „Höschen“ vollpacken. Um sich ihren Anteil an der Pollenernte zu sichern, bauen manche Imker sogenannte Pollenfallen in den Bienenstock ein. Das sind, vereinfacht erklärt, engmaschige Gitter, durch die die Bienen auf ihrem Weg zur Wabe schlüpfen müssen. Die Pollen verfangen sich an diesen Hindernissen und können dann vom Imker aus dem Stock entfernt werden. Da frische Pollen sehr wasserhaltig sind, müssen sie vor der Lagerung getrocknet werden. Verschimmelte Pollen sind giftig!

Pollen aus dem Reformhaus

Pollen wird in Reformhäusern als Heil- und Kräftigungsmittel verkauft. Besonders bei der Bekämpfung von niedrigem Blutdruck und Prostataleiden sollen damit schon gute Erfolge erzielt worden sein. Bei Prostataleiden wird eine 6wöchige Pollenkur empfohlen, bei der 2- bis 3mal täglich ein Teelöffel Pollen gut durchgekaut gegessen werden soll. Wichtig dabei ist, daß man ein Glas Milch darauf trinkt.

Mitunter werden Pollen auch als Potenzmittel verkauft. Wirkliche Befriedigung sichern sich dadurch aber nur die Verkäufer, die mit dem Geld argloser Käufer ihr Konto zu neuen Höhepunkten treiben können.

Da der menschliche Magen nicht imstande ist, die harte Außenhülle unbearbeiteter Pollen aufzulösen, kann es bei der Einnahme größerer Mengen zu Darm- und Magenschäden kommen. In den zum Verkauf angebotenen Medikamenten sind die Pollen aber in zermahlener Form enthalten und daher problemlos verdaubar.

Pollen bzw. Pollenprodukte sollten kühl, dunkel und trocken gelagert werden. Im Kühlschrank sind sie über ein Jahr haltbar.

ACHTUNG

Bei Personen, die gegen Blütenstaub allergisch sind, kann auch die Einnahme getrockneter Pollen Abwehrreaktionen des Körpers hervorrufen.

Königinnenfuttersaft (Weiselfuttersaft) oder Gelée Royale

Arbeiterbienen und Königinnen entstehen aus derselben Art von Ei, und doch ist die Königin bis zu doppelt so groß und lebt bis zu 20mal länger als eine Arbeiterin. Man führt die unterschiedliche Entwicklung auf unterschiedliche Ernährung zurück. Während die Arbeiterbienen ab dem dritten Tag ihres Madendaseins mit Pollen und Honig ernährt werden, wird die Königin ihr ganzes Leben lang mit dem sogenannten Königinnenfuttersaft oder Gelée Royale gefüttert. Diese Flüssigkeit wird von den Arbeiterbienen in ihren Kopf-, Schlund- und Oberkieferdrüsen produziert. Wegen ihrer erstaunlichen Wirkung auf den Bienenkörper traut man ihr auch wahre Wunderdinge in Bezug auf den menschlichen Körper zu.
Der Imker gewinnt das Gelée Royal, indem er nach drei Tagen die Königinnenlarven aus den Zellen entfernt und den wertvollen Futersaft entnimmt.

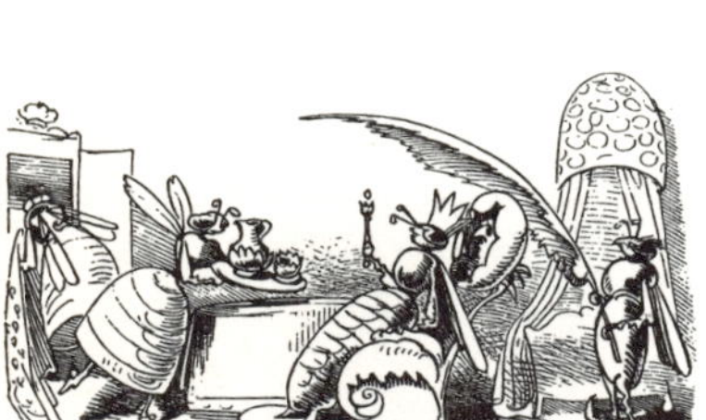

Gelée Royale ist kein Wundermittel!

Während mit Gelée Royale bei der Bekämpfung von Bronchitis, Keuchhusten, Asthma sowie in der Hautpflege in der Tat hoffnungsvolle Ergebnisse erzielt wurden, sind Berichte, man könne damit auch Krebs heilen, nicht zutreffend. Zwar konnte unter Laborbedingungen das Wachstum von Krebszellen verlangsamt werden; deswegen aber Königinnenfuttersaft als Krebsheilmittel zu feiern, ist verantwortungslos. Königinnenfuttersaft soll auch gegen Arteriosklerose helfen und generell den Alterungsprozeß verzögern. Zwar wurde bei Untersuchungen festgestellt, daß Königinnenfuttersaft auf Drüsengewebe eine ähnlich belebende Wirkung hat wie das Einspritzen von Frischzellen. Dennoch gibt der Wissensstand über die Wirkung von Königinnenfuttersaft keinerlei Anlaß, auf eine Verlängerung der Jugend zu hoffen.

Gelée Royale als Stärkungsmittel

Fest steht dagegen, daß der Königinnenfuttersaft, wenn er in großen Mengen eingenommen wird, gesundheitsschädigende Wirkungen hat. Da er aber auch sehr schwer gewonnen werden kann und deswegen äußerst teuer ist, besteht – schon aus finanziellen Gründen – kaum die Gefahr, daß jemand größere Mengen davon verspeist.

Erhältlich ist der Königinnenfuttersaft auch unter dem Namen Gelée Royale in Reformhäusern, wo er entweder in Honig verdünnt, in Trinkampullen oder in Tablettenform als Stärkungsmittel angeboten wird. Da seine Wirkstoffe sehr leicht zerstört werden können, muß er vor Licht, Luft, Feuchtigkeit und Wärme geschützt werden. Der ideale Aufbewahrungsort für Königinnenfuttersaft in jeder Darreichungsform ist der Kühlschrank.

Bienenkittharz oder Propolis

Im Laufe der Zeit entstehen auch in einer Bienenbehausung Risse und Löcher, die es zu kitten und zu stopfen gilt. Das Material, das die Biene dafür benutzt, ist Propolis (Bienenkittharz), eine Mischung aus dem Harz von Bäumen und Sträuchern und ihren eigenen Drüsensekreten. Das Sammeln des Harzes ist Aufgabe einiger älterer Bienen, die damit zu den Schwerstarbeiterinnen im Bienenstock gehören. Das klebrige Harz ist nämlich sehr schwer einzubringen und klebt so an den Beinen fest, daß es die Bienen nicht selbst lösen können. Oft müssen die Sammelbienen nach ihrer Rückkehr in den Stock mit verklebten Beinen stundenlang warten, bevor eine Kollegin sie von ihrer Last befreit.

Propolis desinfiziert

Das Kittharz wird nicht nur zum Verkleben schadhafter Stellen verwendet, sondern es schützt das Bienenvolk auch vor Bakterien und anderen Verwesungsprodukten. Dringt beispielsweise ein Feind in den Bienenstock ein und wird dort getötet, wird sein Leichnam mit dem Harz einbalsamiert. Die bei der Verwesung entstehenden Gifte können dann nicht nach außen dringen und Infektionen hervorrufen. Von seiner Wirkungsweise her ähnelt

Propolis den gebräuchlichen Antibiotika, hat aber den Vorteil, daß Bakterien dagegen keine Immunität entwickeln können.
Übrigens verwendeten auch die alten Ägypter, genau wie die Bienen, Propolis zum Einbalsamieren von Leichen.

Ein wirksames Heilmittel

Die bakterientötende Wirkung des Bienenkittharzes macht man sich auch in der Medizin zunutze. Der griechische Arzt Dioskurides (1. Jh. n. Chr.) empfahl es als Mittel gegen Schwellungen und Nervenschmerzen. Heute wird es wegen seiner bakterientötenden Wirkung vor allem zur Behandlung von Wunden und bei Erkrankungen der oberen Atemwege eingesetzt. Auch gegen Gürtelrose, Akne und Schuppenflechte und in der Schönheitspflege kommt Propolis zur Anwendung. Bei einem „Tennisarm", der ja nichts anderes ist als eine schmerzhafte Muskel- und Sehnenentzündung im Ellenbogenbereich, werden mit Propolissalbe mitunter gute Heilungserfolge erzielt.
Da Bienenkittharz in seltenen Fällen starke Allergien auslösen kann, darf es nur unter Aufsicht eines Arztes angewandt werden.
Im Handel erhältlich ist Propolis in Granulat- und Pulverform sowie in Alkohol aufgelöst und als Salbe.

Gewinnung aus dem Bienenstock

Propolis wird vom Imker durch einfaches Abschaben vom Bienenstock gewonnen. Dies macht er am besten während einer Kältewelle – bei niedrigen Temperaturen wird das Harz nämlich spröde und läßt sich leicht entfernen. Ein Bienenstock kann pro Jahr etwa 100 g Kittharz produzieren; um die Desinfektionswirkung im Stock nicht zu gefährden, darf der Imker höchstens die Hälfte davon entfernen.

Bienengift

Nur die wenigsten, die mit einem Bienenstachel Bekanntschaft gemacht haben, werden Bienengift als wertvollen Naturrohstoff betrachten. Besonders bei rheumatischen Erkrankungen verschafft Bienengift aber Linderung und wird deswegen auch zu medizinischen Zwecken eingesetzt. In früheren Jahrhunderten setzte man die Bienen einfach auf die erkrankten Körperstellen und ließ sie zustechen. Heute gibt es das Bienengift in Trockenampullen oder Salben.

Zehntausend Bienen für ein Gramm Gift

Um den Bienen ihr Gift zu entlokken, werden vor das Flugloch Metalldrähte gespannt, die unter Strom stehen. Stößt die Biene dagegen, glaubt sie sich verteidigen zu müssen und sticht zu. Das Gift wird nun auf einer Glasplatte aufgefangen und kann mit einer Rasierklinge abgeschabt werden. Aus dem Giftblaseninhalt von 10 000 Bienen kann man lediglich ein einziges Gramm Trockengift gewinnen.
Bienenstiche sind im allgemeinen ungefährlich, sie können aber bei empfindlichen Menschen in Ausnahmefällen zu starken allergischen Reaktionen führen. Schwindelgefühle, Atemnot und Schockreaktionen sind ein sicheres Anzeichen dafür. In einem solchen Fall kann ein Bienenstich lebensbedrohend sein. Der Gestochene muß sofort zum Arzt gebracht werden!

Gibt es ungefährliche Bienenstiche?

Glück im Unglück hat dagegen, wer von einer älteren Biene gestochen wird, die ihren Giftstachel schon einmal gegen ein Insekt eingesetzt und dabei ihre Giftblase entleert hat. Die Voraussetzung für die Produktion von Bienengift ist pollenreiche Nahrung, da aber ältere Bienen kaum noch Pollen fressen, können sie auch kein Gift mehr produzieren. Junge Bienen aber, die besonders auf ihren Stachel angewiesen sind, können ihren Giftvorrat schnell auffüllen.

ACHTUNG

Dunkle Kleidung, Parfümduft sowie Alkohol- und Schweißgeruch reizen Bienen besonders zum Stechen.

Bienenwachs

Bienenwachs wird von den Bienen in eigenen Wachsdrüsen produziert und als Baumaterial für die Waben verwendet. Die entleerten Waben werden vom Imker eingeschmolzen und durch Waschen und Filtrieren von Fremdkörpern gereinigt. Das so behandelte Wachs wird nicht nur zur Produktion der bekannten – und teuren – Bienenwachskerzen, sondern auch als Zusatzstoff für Lippenstifte, Salben, Polituren und sogar Pflaster verwendet.
Naturreines Bienenwachs verleiht Cremes schönen seidigen Glanz und gute Verstreichbarkeit und ist deswegen Bestandteil vieler Schönheitscremes. In jedem Kosmetikhandbuch werden Sie Dutzende von Rezepten finden, die mit Bienenwachs arbeiten. Daher an dieser Stelle nur ein Beispiel:

Olivencreme gegen fettige Haut

Zutaten:
6 EL Bienenwachs
4 EL kaltgepreßtes Olivenöl
1 Msp. Borax
50 ml Wasser
10 Tropfen Benzoetinktur

Zubereitung:
Zuerst wird das Wachs im Wasserbad geschmolzen, dann das Öl zugegeben. Nun Borax in Wasser auflösen und dem Wachsgemisch beigeben, zuletzt die Benzoetinktur unterrühren. Die Creme muß solange gerührt werden, bis sie erkaltet ist. Kühl aufbewahren.

Daß es für Bienenwachs aber noch andere Anwendungsmöglichkeiten gibt, zeigte ein sensationeller Fund, den man im Sommer 1985 in der Nähe von Oldenburg machte. Dort fand man bei Ausgrabungen ein 2700 Jahre altes „Brot" aus Bienenwachs, das als haltbare Opfergabe die Götter günstig stimmen sollte.

Literaturhinweis

S. Dogan: Türkische Spezialitäten. FALKEN, Niedernhausen 1991

G. Droege: Das Imkerbuch. VEB Landwirtschaftsverlag, Berlin 1989

G. Ebel: Bienensegen. Heyne, München 1993

S. Faber: Schön und gesund. Heyne, München 1991

S. Faber: Das Rezeptbuch für Naturkosmetik. Heyne, München 1974

K. von Frisch: Aus dem Leben der Bienen. Springer, Berlin 1993

E. Herold: Heilwerte aus dem Bienenvolk. Ehrenwirth, München 1982

O. J. Hüsing (Hrsg.): Lexikon der Bienenkunde. Edition Leipzig 1987

Langnese Honig (Hrsg.): Als die Biene Haustier wurde. Ceres, Bielefeld, Broschüre ohne Datum

H. Jaacks: Weihnachtsplätzchen. FALKEN, Niedernhausen 1994

K. Jäckel: Naturkosmetik. Moewig, Rastatt 1989

M. Pahlow: Meine Hausmittel. Gräfe und Unzer, München 1987

H. Speichert: Süsse Sachen, rororo, Reinbeck 1994

G. Staemmler: Imkerlehre. Ulmer, Stuttgart 1990

P. Uccosic: Doktor Biene. Heyne, München 1982

C. Zeiler: 300 Ratschläge für den Freizeitimker. Neumann Verlag, Leipzig 1989

Register

Mensch und Gesundheit

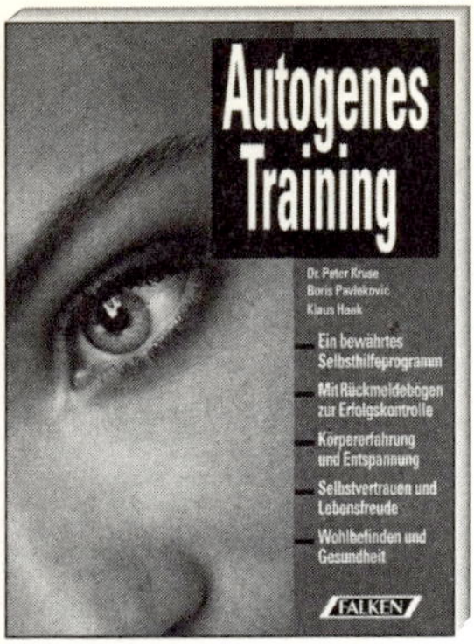

Autogenes Training
Von P. Kruse, B. Pavlekovic, K. Haak – 118 S., kart., durchgehend zweifarbig.
ISBN: 3-8068-**1278**-0
Preis: DM 24,90; öS 185,–; sFr. 24.90

In diesem Buch wird der Wechselwirkung zwischen Körper und Seele ebenso breiter Raum gewidmet wie den Basisübungen des autogenen Trainings. Dieses Grundwissen wird anhand verschiedener Alltagssituationen in die Praxis umgesetzt.

FALKEN VIDEO
TELE-Rückenschule
VHS, ca. 60 Minuten, in Farbe, mit Begleitbroschüre
ISBN: 3-8068-**6108**-0
Preis: DM 49,95; öS 399,–; sFr. 49.90 (unverbindliche Preisempfehlung)

Dieser Videokurs gibt zahlreiche Vorsorgetips und zeigt mit speziellen Übungsformen das Training der vernachlässigten Rückenmuskulatur. So wird die Haltung sichtbar verbessert, und mit dem Schutz vor neuen Rückenschmerzen geht eine Steigerung des Selbstbewußtseins einher.

Blütentherapie nach Dr. Bach
Von I. Wenzel – 104 S., kart., durchgehend zweifarbig.
ISBN: 3-635-**60019**-9
Preis: ca. **DM 12,90**; öS 95,–; sFr. 12.90

Das Buch informiert über die erstaunlichen Wirkungsweisen verschiedener Blüten und zeigt die vielfältigen Einsatzmöglichkeiten bei der Behandlung.

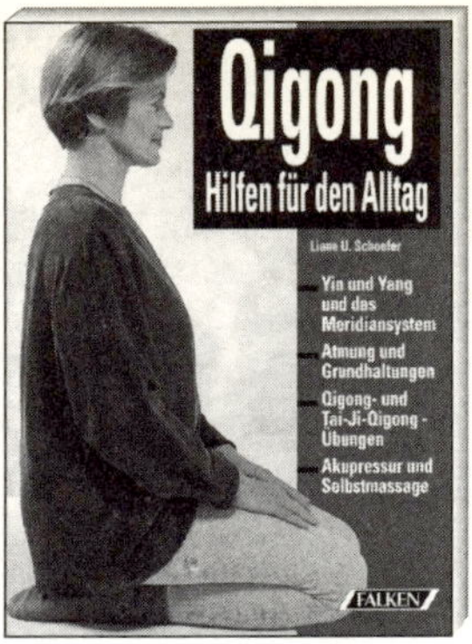

Qigong. Hilfen für den Alltag
Von L. U. Schoefer – 96 S., kart., durchgehend vierfarbig, 140 Fotos, 15 Zeichnungen.
ISBN: 3-8068-**1316**-7
Preis: DM 19,90; öS 148,–; sFr. 19.90

Qigong ist eine chinesische Bewegungs- und Atemtherapie, die es leicht macht, in der Hektik unserer Zeit zu mehr Ruhe, Gelassenheit und Gesundheit zu finden.

Aromatherapie
Gesundheit und Entspannung durch ätherische Öle
Von K. Schutt – 96 S., kart., 40 zweifarbige Abbildungen.
ISBN: 3-8068-**1131**-8
Preis: DM 14,90; öS 110,–; sFr. 14.90

Alles über bewährte Heilkräuter und Essenzen sowie ihre Wirkung auf Körper und Psyche. Anleitungen zum Sammeln, Anbauen und Lagern der Pflanzen. Die Rezepturen ermöglichen es, Duftöle selbst herzustellen. Mit vielen Tips zum Kochen mit natürlichen Aromen.

FALKEN

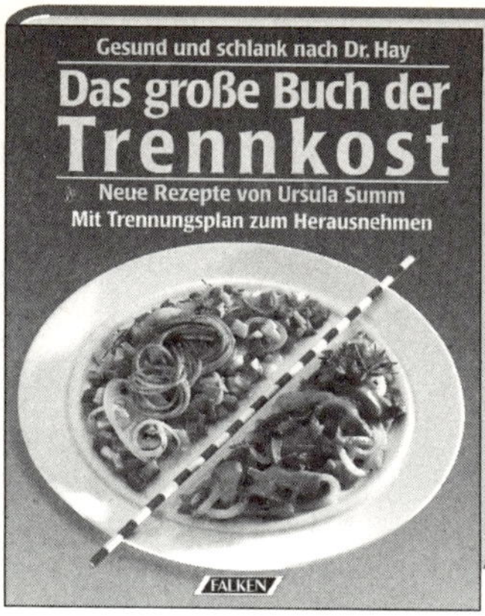

Gesund und schlank nach Dr. Hay
Das große Buch der Trennkost
Neue Rezepte von Ursula Summ
Von U. Summ –
128 S., geb., 116 Farbfotos.
ISBN: 3-8068-**4498**-4
Preis: DM 29,90; öS 220,–; sFr. 29.90

Jetzt kann man unbesorgt genießen, was auf den Tisch kommt, denn dieses Buch präsentiert jede Menge ausgewogene und gesunde Rezepte, für jeden Geschmack das richtige.

Gesund leben nach Dr. Hay
Schlank durch Trennkost
Neue Rezepte von Ursula Summ
Von U. Summ –
96 S., kart., 52 Farbfotos.
ISBN: 3-8068-**4475**-5
Preis: DM 19,90; öS 148; sFr. 19.90

Im Mittelpunkt dieses Buches steht die cholesterinarme Trennkost. Mit einer Übersicht über kohlehydrat- und eiweißreiche und mit beiden kombinierbare neutrale Lebensmittel.

Einfach gut
Das kleine 1 x 1 der Trennkost
Von S. Carlsson – 64 S., kart.,
58 Fotos, durchgehend vierfarbig.
ISBN: 3-8068-**1428**-7
Preis: DM 9,90; öS 73,–; sFr. 9.90

Alles über das abwechselungsreiche, kalorienarme und vollwertige Ernährungskonzept.

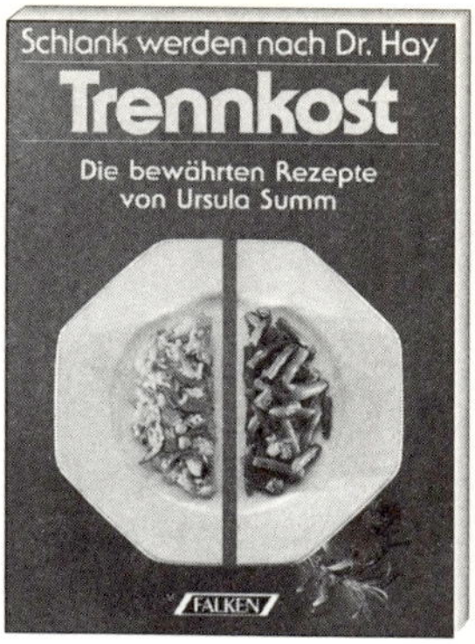

Schlankwerden nach Dr. Hay
Trennkost
Die bewährten Rezepte
von Ursula Summ
Von U. Summ –
96 S., kart., 54 Farbfotos.
ISBN: 3-8068-**4298**-1
Preis: DM 19,90; öS 148,–; sFr. 19.90

Viele schmackhafte Vollwertrezepte zeigen, daß es sich hier keineswegs um eine Schlankheitskur für Übergewichtige, sondern um eine vielseitige und reichhaltige Ernährung für die ganze Familie handelt.

Alles über die Haysche Trennkost
Wie sie funktioniert
Was sie bewirkt
Wie ich sie durchführe
Mit 60 Erfolgsrezepten
Von Th. M. Heintze –
112 S., geb., 146 Farbfotos.
ISBN: 3-8068-**4771**-1
Preis: DM 29,90; öS 220.–; sFr. 29,90

Viele essen und leben nach den Richtlinien der Trennkost. Doch über ihre Entstehungsgeschichte und über die Wirkung dieser Ernährung auf uns und unseren Körper ist den meisten wenig bekannt. Dieses Buch gibt auf alle Fragen umfassende Antworten. Über 60 Rezepte und ein ausführlicher Trennungsplan runden die Informationen ab.

FALKEN

Getränke

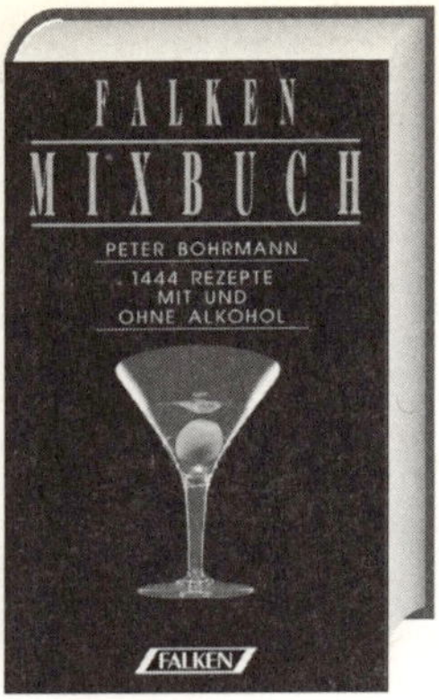

FALKEN Mixbuch
1.444 Rezepte mit und ohne Alkohol
Von P. Bohrmann –
560 S., geb., 227 Farbfotos.
ISBN: 3-8068-**4733**-9
Preis: DM 39,90; öS 295,–; sFr. 39.90

Mixen wie ein Profi – mit Hilfe dieses FALKEN Ratgebers ist das kein Problem! 1.444 Rezepte warten darauf, nachgemixt zu werden. Eine ausführliche Warenkunde für alle Zutaten sowie viele Tips und Tricks zur Zubereitung und zum Dekorieren garantieren optimales Gelingen und vollendeten Genuß.

Mixen ohne Alkohol
Von S. Späth –
64 S., geb., 44 Farbfotos.
ISBN: 3-8068-**0935**-6
Preis: DM 14,90; öS 110,–; sFr. 14.90

Nichtalkoholische Mixgetränke finden immer mehr Liebhaber. Ein Buch für Gourmets, die auch beim Cocktail das Besondere lieben.

Cocktails und Drinks
Von S. Kieslich –
64 S., kart., 70 Farbfotos.
ISBN: 3-8068-**1292**-6
Preis: DM 9,90; öS 73,–; sFr. 9.90

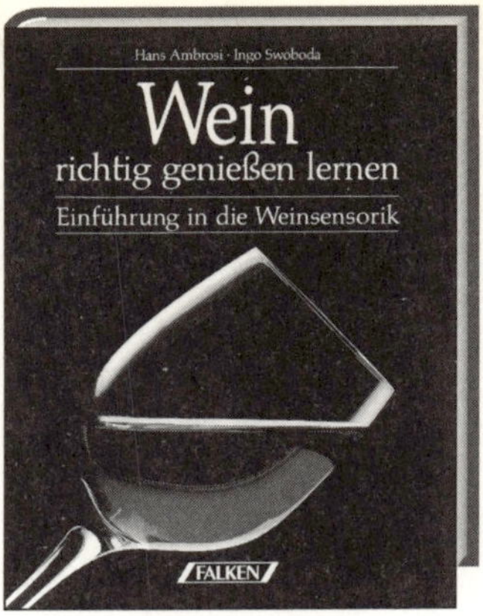

Wein richtig genießen lernen
Einführung in die Weinsensorik
Von H. Ambrosi, I. Swoboda –
128 S., geb., durchgehend vierfarbig.
ISBN: 3-8068-**4809**-2
Preis: DM 24,90; öS 185,–; sFr. 24.90

Dieser Ratgeber vermittelt eine weinkulturelle Bildung, die weit entfernt ist von Fachbelehrungen und trockener Wissenschaft. Vielmehr bietet er einen leichten Zugang zur facettenreichen Welt des Weines.

Weine und Säfte, Liköre und Sekt
selbstgemacht
Von P. Arauner –
232 S., kart., 76 Abbildungen.
ISBN: 3-8068-**0702**-7
Preis: DM 24,90; öS 185,–; sFr. 24.90

Alles Wissenswerte – vom nötigen Arbeitsgerät über die entsprechenden Zusätze bis zum fertigen Produkt. Rezepte und Ratschläge für erlesene Tropfen.

Was Weinfreunde wissen wollen
Von K. Röder, H.-G. Dörr – 224 S., kart.
ISBN: 3-8068-**1224**-1
Preis: DM 16,90; öS 125,–; sFr. 16.90

Über 130 der häufigsten Fragen zum Thema Wein werden in diesem Buch beantwortet. So erhält der Weinfreund grundlegende Informationen über Weinbau, Weinqualität, Weinprobe, Lagerung und Haltbarkeit.